Ravi Roy
Carola Lage-Roy

HOMÖOPATHISCHER RATGEBER

Die Mutter in der Stillzeit

Lage & Roy

Impressum
HR 8 «Homöopathischer Ratgeber»
Die Mutter in der Stillzeit

Burgstraße 8 · 82418 Hagen bei Murnau
Tel.: 08841 / 4455 · Fax 08841 / 4298
E-mail: verlag@lage-roy.de · Internet: www.lage-roy.de

1. Auflage Dezember 2004
Titelgestaltung: Anton Stürzer
Druck: Druck & Medien Späthling,
D-95163 Weißenstadt
Massagefotos: Ruth Rall
Arnica Zeichnung: Manfred Pappler

ISBN: 3-929108-28-3

Inhaltsverzeichnis

Widmung

Dieses Buch widmen wir in
Liebe und großer Dankbarkeit
unseren Müttern
sowie allen Müttern der Welt

Danksagung

Wir danken den Lesern unserer Schriften, die uns ihre positiven Erfahrungen mitteilten und uns ermutigten und dazu anspornten, dieses Buch zu schreiben.
Wir danken auch unseren Patientinnen und Patienten, die uns wichtige Impulse zur Bereicherung dieses Themas lieferten. Ferner danken wir denjenigen, die uns beim Schreiben des Buches durch Korrekturlesen, Anregungen und Herstellung behilflich waren, insbesonders Irene Hahner, die uns durch ihre Erfahrungen als Stillberaterin wertvolle Hinweise gab. Vor allem bedanken wir uns bei unserer Mitarbeiterin Frau Moritz, die uns durch ihren Fleiß, ihre Geduld und ihre stilistische Versiertheit, die unzähligen Versionen immer wieder neu zu Papier brachte und dem Ganzen die richtige Form verlieh. Frau Ott ist es zu verdanken, daß die Auflage nochmals Korrektur gelesen wurde und einige Verbesserungen vorgenommen werden konnten.

Vorwort

Dieser Homöopathische Ratgeber hieß ursprünglich „Säugling Wochenbett". Er wurde in zwei Teile geteilt: „Die Mutter in der Stillzeit" und „Das Baby". Der vorliegende Ratgeber wendet sich vor allem an junge Mütter und Väter oder an die Großeltern und Freunde, die mit Rat und Tat der jungen Familie zur Seite stehen möchten sowie selbstverständlich auch an Geburtshelfer, Hebammen und Frauenärzte.
In diesem Buch sind die wichtigsten Probleme und Krankheitszustände aufgeführt, die nach der Geburt auf die junge Mutter zukommen können. Ferner werden Ratschläge bezüglich einer gesunden Ernährung und Lebensweise vermittelt. Die Rückbildungsmassage hat Ravi Roy aus Indien mitgebracht und weiter verfeinert. Sie wird anhand einer bebilderten Anleitung vorgestellt.

Wir möchten Sie mit der Handhabung homöopathischer Mittel und natürlicher Maßnahmen vertraut machen und ermutigen, die Verantwortung zum „Heilwerden" wieder selbst in die Hände zu nehmen oder Ihren Therapeuten bei Ihrer Behandlung noch aktiver zu unterstützen. Jedoch ist jede Art der Selbsthilfe immer von dem gegenwärtigen Stand Ihrer bisherigen Erfahrungen abhängig. Schwierige Krankheitszustände gehören selbstverständlich in die Hand des Arztes. Wenn Sie sich nicht ganz sicher fühlen, sollten Sie neue Erfahrungen nur unter der Leitung einer Person machen, die mit der praktischen Handhabung der Homöopathie innig vertraut ist. Sie können den hinzugezogenen Therapeuten bei der Suche nach dem richtigen Mittel in hohem Maße unterstützen, indem Sie die kranke Mutter in der Zeit, bis der Behandler kommt, genau beobachten und die jeweiligen Symptome aufschreiben. Nicht immer ist jedoch sofort ein Spezialist zu erreichen. Dann ist es gut, wenn Sie sich im Notfall vorübergehend selbst zu helfen wissen.

Dieses Buch soll Ihnen einerseits helfen, Ihre Grenzen zu erweitern sowie die wunderbaren Möglichkeiten dieses einmaligen Heilprinzips kennenzulernen. Andererseits sind Sie aufgefordert, Ihre Grenzen zu erkennen und sich nicht zu überfordern! Wir haben einige Krankheitszustände in diesem Buch mit aufgeführt, die unbedingt in die Hände eines Arztes gehören! **Wir möchten Sie an dieser Stelle eindringlich darauf hinweisen, sich in kritischen Situationen sofort an Ihren Homöopathen bzw. an einen Arzt zu wenden.** Wir haben daher darauf verzichtet, diese Aufforderung im Text ständig zu wiederholen.
Es ist heutzutage wichtig zu wissen, daß viel mehr mit der Homöopathie machbar ist, als Sie sich vielleicht im Moment vorstellen können.
Nicht die Diagnose der Krankheit entscheidet über die Prognose, wie wir es von der Schulmedizin her gewohnt sind, sondern die individuellen Möglichkeiten des Menschen.
Das Kapitel „Wochenbettfluß" wird sehr ausführlich besprochen und richtet sich vor allem an Fachkräfte, wie Hebammen, Geburtshelfer und Homöopathen.

Wenn Sie homöopathisch behandeln möchten, sollten Sie sich Hahnemanns Aufforderung zu Herzen nehmen: „Machs nach, aber machs genau nach!" Seien Sie sich darüber bewußt, daß jeder die Verantwortung für sich selbst trägt. Dieser Ratgeber möchte Ihnen dabei behilflich sein, kann Ihnen aber natürlich keine Erfolgsgarantie gewährleisten.

Ein Wort zu den homöopathischen Potenzen

Manche Mißerfolge in der Homöopathie sind falschen Verschreibungen und zu niedrigen Potenzen zuzuordnen. Die Potenzierungs- und Dosierungsangaben in diesem Ratgeber beruhen auf unseren eigenen oder den Erfahrungen von anderen Homöopathen und haben sich in der Praxis bestens bewährt. Das ist auch der Grund, warum wir vorwiegend die C 200 empfehlen. Sie können natürlich auch jede andere

Potenz einsetzen. Jeder Behandler behandelt im Rahmen des Similia-Gesetzes auf seine ganz eigene und individuelle Art und sammelt seine Erfahrungen. Sie können auch erst einmal mit niedrigeren Potenzen beginnen und danach, je nachdem, wie sicher Sie sich fühlen, Ihre ersten Erfahrungen mit den höheren Potenzen machen.
Wir arbeiten lieber mit den C-Potenzen (1:100 verdünnt) als mit den D-Potenzen (1:10 verdünnt), da diese sanfter wirken.

Noch ein Wort zur homöopathischen Ausdrucksweise:
In der Homöopathie werden die Mittel wie Personen beschrieben. Dies mag für jemanden, der gerade in die Homöopathie eingestiegen ist, etwas verwunderlich klingen. Doch es hat seine Gründe. Wie jede Energie, so sind auch die Energien der potenzierten Heilmittel strukturiert und haben ihre eigentümlichen Wesensmerkmale. Diese Wesensmerkmale entsprechen bestimmten Persönlichkeiten oder Aspekten im Menschen. Deswegen ist es in der Homöopathie üblich, von den Mitteln wie von vertrauten Bekannten und Freunden zu sprechen.

Wenn Sie uns Ihre Erfahrung mitteilen möchten, so freut uns das sehr. Bei der Anwendung der Homöopathie in schwierigen Situationen (z.B. Frühgeborene) sind wir Ihnen soweit wie möglich gerne behilflich.

Vorwort zur ersten Auflage von „Die Mutter in der Stillzeit“
Der Vorläufer dieses Buches ist der Homöopathische Ratgeber „Säugling-Wochenbett“. Dieser wurde in die beiden Bände „Die Mutter in der Stillzeit“ und „Das Baby“ aufgeteilt. Wir hoffen damit den Interessen unserer Leser gezielter entgegen kommen zu können.

Die Wöchnerin

Urlaubsfreuden im Wochenbett

Es kann gar nicht genug hervorgehoben werden, wie wichtig die Zeit im Wochenbett für die junge Mutter ist. Nach der anstrengenden Geburt hat sie nun die Gelegenheit, sich nach Herzenslust verwöhnen zu lassen. Sie sollte sich Ruhe gönnen und einmal richtig Ferien zuhause machen. Das Wochenbett bietet eine gute Gelegenheit für die junge Mutter zu lernen, vor allem an sich zu denken. Je mehr sie diese Zeit genießt, desto eher kann sie danach wieder mit Freude für ihre Familie sorgen.

Tip: Wenn Sie nach der Geburt vier Wochen lang möglichst oft einen Morgenmantel tragen, ist die Versuchung nicht so groß, in Alltagshektik zu fallen.

Hier stellt sich die Frage, wie lange diese Wochenbettferien dauern sollen? Während in den westlichen Ländern den jungen Müttern nur eine Woche Erholung empfohlen wird, nimmt das Wochenbett in den östlichen Ländern eine viel wichtigere Rolle und damit längere Zeitspanne ein. Die eigentliche Wochenbettzeit beginnt in Indien zum Beispiel erst am dritten Tag nach der Geburt, da die ersten zwei Tage noch zur Geburt und nachgeburtlichen Zeit gerechnet werden. Ab dem dritten Tag gebühren der Frau vierzig Tage zur Erholung vom Kindergebären. In diesen sechs Wochen wird sie von der ganzen Familie und ihrer Hebamme verwöhnt und getragen; sie führt keinen Haushalt und braucht sich auch sonst um keine anderen Arbeiten und Pflichten zu sorgen. Ihre ganze Aufmerksamkeit gilt jetzt ihrer eigenen Person und der Pflege und Ernährung des Neugeborenen.

In der ersten Woche sieht der Tagesablauf einer indischen Wöchnerin etwa folgendermaßen aus:
Nach den morgendlichen Verrichtungen – Stillen, Waschen, Bauchmassage, Frühstück – ruht sie bis Mittag mit dem neugeborenen Kind im Bett. Um die Mittagszeit ist sie einige Stunden intensiv mit dem Baby beschäftigt. Es wird massiert, gebadet, gewickelt und gestillt. Am Nachmittag ruht sie wieder bis etwa 16 Uhr. Abends geht sie früh ins Bett. Die Kinder schlafen in der Regel in den ersten sechs Monaten immer bei der Mutter.

In Indien wird die Wöchnerin wie eine Kranke behandelt, die rundherum pflegebedürftig ist. Die Hebamme kommt sechs Wochen lang täglich in der Früh, um die Mutter zu waschen, pflegen, anzukleiden und zu massieren. Die Familie bewahrt die junge Mutter vor jeder Anstrengung, Aufregung und neugierigen Besuchen, denn die Frau ist in dieser Zeit extrem empfindlich gegenüber allen äußeren Einflüssen. Diese können sich auf ihre Gesundheit sehr nachteilig auswirken, folglich kann auch die Milchproduktion darunter leiden sowie das Mutter-Kind-Verhältnis und die gesamte Situation innerhalb der Familie.

Das Wochenbett ist die Zeit, in der der Grundstein für die zukünftige geistige, seelische und körperliche Gesundheit der Frau gelegt wird und natürlich auch der des Kindes, das ja anfangs voll und ganz vom Befinden seiner Mutter abhängig ist. Es ist die Zeit der Gelegenheiten für die Frau, in sich hineinzuhorchen und ihre Bedürfnisse und Wünsche zu spüren, um sie dann nach außen zu tragen. Die Umgebung kann ihr dabei helfen, indem sie sie voll und ganz verwöhnt. Besonders die westlichen Frauen haben eine Chance zu lernen, sich nicht von Dingen und Verpflichtungen drängen zu lassen, die sie glauben erledigen zu müssen. Durch die Bemühungen und den Beistand der Familie oder guter Freunde wird es für sie selbstverständlicher, diese erworbenen Eigenschaften des Für-sich-selbst-Sorgens anzunehmen. Sie lernen dadurch auch, das richtige Maß in der Erfüllung ihrer täglichen Pflichten zu finden. In dem Maße, wie eine Frau es zuläßt, daß es ihr gut geht, kann sie auch später andere reich beschenken und zum tragenden Pol der Familie werden.

Nun haben wir im Westen keine Großfamilien mehr, wie sie im Osten üblich sind, und sechs Wochen vollständiger Entlastungen sind bei uns deshalb vielleicht nicht so leicht durchführbar. Doch junge Väter werden sicher ohne große Schwierigkeiten für diese Zeit einen längeren Vaterschaftsurlaub nehmen können. Sorgen Sie als werdende Mutter rechtzeitig dafür, daß Ihnen neben der Hebamme eine erfahrene Frau zur Seite steht. Ideal wäre natürlich die eigene Mutter oder eine erfahrene gute Freundin.

Ab wann kann die Wöchnerin anfangen, etwas mehr zu unternehmen?
Läßt sich hierfür eine Regel aufstellen? Da die Konstitutionen, d.h. die grundsätzlichen Wesensmerkmale der Frauen, sehr unterschiedlich sind, sollten Sie selber ein Gefühl dafür entwickeln, was Sie verkraften können und was Sie belasten könnte, was Sie brauchen und was unnötig ist.
Für eine Frau mit einer schwächeren Konstitution könnte zum Beispiel in den ersten drei Wochen schon vermehrtes Treppensteigen zu einer Belastung werden.

Die ***Ernährung*** der ersten Tage spielt eine wichtige Rolle. Wird gewohnheitsmäßig wie sonst auch gegessen, werden die vorhandenen konstitutionellen Schwächen gestärkt und aktiviert, wodurch die Wöchnerin belastet wird. Die Nahrung sollte daher nahrhaft, aber leicht sein.
Die erste Regel für eine leichte Nahrung ist „Einfachheit“: nicht zu viele verschiedene Speisen auf einmal, kein Durcheinander. Alles Weitere richtet sich nach den Bedürfnissen der Wöchnerin. Am Anfang sollten weder Fleisch noch Eier gegessen werden, aber wenn ein unwiderstehliches Verlangen danach besteht, können diese Nahrungsmittel in kleinen Mengen genossen werden. Manche Stimmen spre-

chen für Milch und andere dagegen. Die grundsätzlich individuelle Verträglichkeit von Milch bei Mutter und Kind entscheidet hierbei. Verschiedene Sorten von Milchprodukten sollten nicht gemischt werden, besonders nicht Sauermilchprodukte und Milch. Ebenso zu beachten: bei Regenwetter Sauermilchprodukte (Yoghurt, Quark etc.), die sonst verträglicher sind, vermeiden und Milch einschränken.
Stimulanzien, Kaffee, Gewürze, stark riechende und aromatische Nahrungsmittel strikt meiden, vor allem Knoblauch, Lauch, Zwiebeln und Schnittlauch. Hier finden wir selten ein echtes Verlangen, sondern eher eine Sucht bzw. Abhängigkeit. Bedenken Sie, daß jedes Getränk und jede Speise, die Sie zu sich nehmen, direkt in Ihre Milch übergeht, und Ihr Baby wird sicher noch keinen Cappucino trinken wollen. Aufdringlich duftende Blumen, Parfüms und Duftstoffe im Raum der Wöchnerin können unter Umständen Sinnesorgane und Nerven von Mutter und Kind überreizen. (Siehe auch Kapitel „Ernährung“)

Vorbeugung von Komplikationen im Wochenbett

In den ersten zehn Tagen nach der Geburt kann es am leichtesten zu Komplikationen kommen. Früher war das übertragbare Kindbettfieber gefürchtet, heutzutage ist es glücklicherweise sehr selten geworden.
Wegen der großen Ansteckungsgefahr ist schon der Verdacht meldepflichtig, und die Behandlung ist nach dem Gesetz zur Bekämpfung der *Geschlechtskrankheiten nur einem approbierten Arzt gestattet!*
Das Kindbettfieber kündigt sich am dritten oder vierten Tag nach der Geburt durch Schüttelfrost und eine Temperaturerhöhung über 38,5°C an, die tagelang nicht sinken will, hat aber nichts mit einer Brustentzündung oder Milchfieber zu tun, die sich ähnlich zeigen können. Ein übler Geruch weist auf eine Infektion des Wochenbettflußes hin, die von Fieber über 38 °C, Kopfschmerzen und allgemeinem Krankheitsgefühl begleitet wird. Es entsteht aber nicht von innen heraus, sondern durch Streptokokken,die von außen in die Geburtswege gelangen. Durch peinlichste Sauberkeit kann es mit Sicherheit verhindert werden.

Das beste Mittel, um all den Komplikationen als Folge einer mangelhaften Wundheilung entgegen zu wirken, ist Arnica. Deshalb bekommt jede Frau gleich nach der Geburt vorsorglich die erste Gabe ***Arnica*** C 200. Außerdem beugt es den gar nicht so selten auftretenden Venenentzündungen vor und verhindert die Gefahr von Thrombosen und Embolien. Achten Sie darauf, daß der Wochenfluß nicht ins Stocken gerät! Durch die **Bauchmassage** der Wöchnerin wird die Blutzirkulation im gesamten Bauchraum angeregt, wodurch möglichen Komplikationen vorgebeugt werden kann. (Siehe Kapitel „Wochenbettmassage")

Geburtswunden

Arnica heißt also das Mittel der Wahl nach der Geburt für Mutter und Kind. Es heilt die Geburtswunden und beugt Komplikationen vor. Nach einer schweren Geburt sollte es noch einige Tage länger gegeben werden. Die Gebärmutter bildet sich damit meist in der Hälfte der üblichen Zeit zurück.

- Dosierung: Wenn keine Komplikationen auftreten, ***Arnica*** C 200, 3 x täglich, zwei Tage geben.

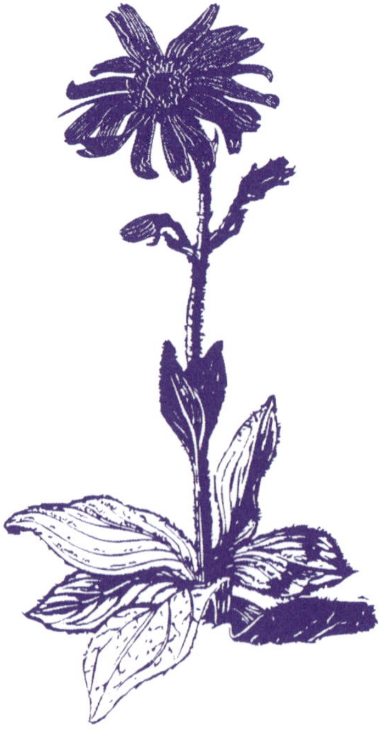

Wenn ein *allgemeines Wundheits- und Zerschlagenheitsgefühl* auftritt, ist Arnica besonders hilfreich. Je nach Intensität der Symptome soll ***Arnica*** C 200, 2 - 6stündlich gegeben werden, bis die Beschwerden aufhören. Bei sehr großem Wundheitsgefühl ist auch die äußere Anwendung von ***Arnica-Tinktur*** wohltuend (ca. 10 - 20 Tropfen in eine Tasse Wasser für Spülungen des Genitalbereichs).

Wenn das *Wundheitsgefühl im Unterleib trotz Arnica bleibt*, dann sollte die Frau täglich ein Globulus ***Hamamelis C 200*** einnehmen und mit der Urtinktur, zehn Tropfen auf einen Viertel Liter Wasser, Spülungen der äußeren Geburtswunden machen.

Wenn *offene Wunden*, wie z.B. ein *Dammschnitt* vorhanden sind, sollte ***Arnica-Tinktur*** nicht angewendet werden, da dies zu Entzündungen führen kann. In diesem Fall nehmen Sie für Spülungen einige Tropfen potenziertes ***Arnica***, z.B. in der *C 200.*

Bei *Wunden an den Genitalien* empfehlen wir auch Spülungen mit verdünnter ***Calendula-Tinktur*** (10 - 20 Tropfen auf eine Tasse Wasser).

Kaiserschnitt

Nach einem *Kaiserschnitt* erhält die Wöchnerin neben ***Arnica*** folgende Mittel je nach Situation.

Staphisagria C 200 zur besseren *Verheilung der Schnittwunde.*
- Dosierung: am 1. Tag 3 x täglich, am 2. Tag 2 x täglich
und vom 3. - 7. Tag, 1 x täglich eine Gabe.

Nux vomica C 200 gegen die *Narkosefolgen*, wie z.B. Übelkeit, ohne brechen zu können. Meist genügen 2 Globuli, d.h. eine Gabe.

Hypericum C 200, nur wenn Taubheit infolge einer *Nervenverletzung* im Bereich der Operationsnarbe zurückbleibt.
- Dosierung: je nach Schwere der Parästhesien,
1 - 2 x täglich eine Gabe.

Lycopodium C 200, wenn die Frau keine mütterlichen Gefühle für ihr Baby empfinden kann, da die wichtige Zeit des ersten Kontakts (Prägung) in der Narkose verschlafen wurde. Die Mutter hat den Impuls, ihr Kind zu verlassen und lieber ihre eigenen Wege zu gehen.
- Dosierung: 1 x täglich, eine Gabe.

Nachwehen

Nachwehen können die Frau sehr belasten, vor allem Mehrgebärende. Manche Frauen kennen sie dagegen gar nicht oder erfahren sie erst nach einigen Geburten. Die Erstgebärende bleibt meist davon verschont. Eine Veranlagung zu einem nervösen Temperament, gekoppelt mit einer ungünstigen Lebensweise, veranlaßt jedoch sogar bei Erstgebärenden manchmal sehr heftige Nachwehen.

Schlaflosigkeit durch Nachwehen
Wenn die entbundene Frau aufgrund von Nachwehen nicht zur Ruhe kommt, sie nicht in den Erholungsschlaf fällt, dann bringen meistens zwei Globuli ***Coffea cruda*** C 200 den gewünschten Schlaf. Bewirken maximal zwei Gaben ***Coffea*** nichts, wie das bei starken *Kaffeetrinkerinnen* vorkommen kann, dann hilft ***Aconit***, besonders wenn sich die Frau *fiebrig* fühlt.

Die folgenden Zustände treten bei Nachwehen am häufigsten auf:
Nach einer anstrengenden Geburt, wenn schon ***Arnica*** eingesetzt wurde, treten meist keine Nachschmerzen auf. Bei ***Arnica*** finden wir einen wunden Schmerz; die Schmerzen sind nicht so heftig, aber die Frau findet keine angenehme Lage im Bett, da das *Bett als unangenehm hart empfunden wird.* Die Frau spürt zusätzlich einen Druck auf die Blase mit Harnverhaltung.

Bei Wöchnerinnen mit *leicht aufbrausendem Temperament* helfen Chamomilla und Nux vomica.

Bei äußerst heftigen Schmerzen hilft ***Chamomilla***. Die Frau ist sehr *erregt, nervös und ungehalten*, so daß sie völlig außer sich gerät und äußerst unhöflich und boshaft wird. Nahestehende glauben, sie nicht wiederzuerkennen. Weder sie noch die anderen haben eine ruhige Minute.

Bei starken Schmerzen neigt die ***Nux vomica*** Frau eher dazu, *deprimiert* zu sein, sie ist nicht so zornig wie *Chamomilla*. Die Schmerzen sind eher krampfartig oder drückend und lösen, wie auch bei der Entbindung, Stuhldrang aus. *Nux* folgt *Chamomilla* manchmal, wenn *Chamomilla* zwar lindert, aber nicht ausheilt, besonders wenn die Frau sich gar nicht bewegen will (siehe auch *Bryonia*).

Die milde und sanfte Frau braucht ***Pulsatilla***. *Pulsatilla* erkennt man schon beim Anblick: Man möchte sie trösten, weil sie so mitleiderweckend aussieht. Die Schmerzen haben keine Regelmäßigkeit, neigen aber dazu, sich in die Länge zu ziehen.

Bei *Abneigung gegen Bewegung*, bzw. das Verlangen, in Ruhe zu liegen, ist ***Bryonia*** angezeigt. Die geringste Bewegung löst Nachwehen aus; selbst ein tiefer Atemzug hat diese Auswirkung. Trockener Mund und rissige Lippen, verbunden mit großem Durst auf Kaltes, gehören zum Bild.

Die *Plötzlichkeit und Heftigkeit* der Nachwehen weist auf ***Belladonna***. Starkes Abwärtsdrängen im Unterleib. Der Unterleib ist empfindlich und gespannt (als ob zu voll); Blutandrang zum Kopf; die Frau ist schläfrig.

Todesangst durch unerträgliche Schmerzen. Manchmal sind die Schmerzen bei nervöser Aufregung so extrem, daß die Frau gar nicht weiß, was sie machen soll. Bei ***Chamomilla*** erlebten wir die Gereiztheit. Bei ***Coffea*** geht es in eine andere Richtung: Sie glaubt, es wirklich nicht mehr aushalten zu können, es gehe zu Ende mit ihr. Sie weint und zerfließt in untröstliche Verzweiflung und hat Angst, diesen Zustand nicht zu überleben. Dieses Verhalten kann wie ***Aconit*** aussehen, die Todesstunde wird vorausgesagt. Schlafen ist natürlich unmöglich, auch wenn große Müdigkeit herrscht.

Frauen, die viele Kinder zur Welt gebracht haben und dadurch immer magerer und hagerer geworden sind, tut oft **Secale** gut. Die Schmerzen lassen die erschöpfte Wöchnerin nicht los; sie halten lange an, drücken und drängen die Gebärmutter nach unten. Meist besteht ein brennendes Gefühl im Unterleib oder im ganzen Körper mit Wärmeunverträglichkeit.

Mittel, die weniger häufig angezeigt sind:
Bei Mehrgebärenden ist an ***Viscum album*** zu denken, wenn *keine speziellen Leitsymptome* vorhanden sind; besonders bei älteren Frauen mit lymphatischer Konstitution und reißenden Schmerzen.

Bei Harnverhalten mit gleichzeitigem Harndrang - ***Lycopodium***.

Bei Harnverhalten, besonders wenn eine *instrumentelle Entbindung* vorausging, ist *Hypericum* angezeigt. Die Frau hat heftige Schmerzen in Becken, Kreuz und Hüften.

Magere, hagere, nervöse Frauen mit zartem Körperbau und sandfarbenem Haar. Die Schmerzen quälen die Frau fürchterlich, sind sehr heftig und anhaltend. Sie erstrecken sich entlang der genito-cruralen Nerven nach unten. Hier hilft ***Xanthoxylum***.

- Dosierung: bei starken Schmerzen anfangs stündlich das Mittel wiederholen, sogar nach jeder Wehe, später alle 3 - 4 Stunden eine Gabe. Das richtige Mittel hilft sehr schnell, meist fühlt sich die Frau schon kurze Zeit nach der Einnahme besser.

Hämorrhagien (Blutungen)
siehe „*Selbstheilung durch Homöopathie*" und Homöopathischer Ratgeber Nr. 7 „*Geburt*"

Verstopfung

Obstipation ist im Gegensatz zu Durchfall ein natürlicher Zustand nach der Entbindung, besonders dann, wenn während der Entbindung Durchfall auftrat. Körper und Geist brauchen Erholung nach der Geburt, so daß der gesamte Organismus wieder zu Kräften kommt. Abführmittel sind darüber hinaus unnatürlich und bedeuten eine weitere Belastung für den Organismus. Oft hinterlassen sie mehr oder weniger große Schäden an der Darmflora. Die Wöchnerin sollte lediglich viel trinken, genügend Ballaststoffe und ölhaltige Speisen zu sich nehmen. Milchsaures Gemüse, eingeweichte Pflaumen oder Feigen sorgen bei manchen Menschen für eine gute Stuhlpassage, genauso wie das schluckweise Trinken von lauwarmem Wasser morgens auf nüchternen Magen. Die Verstopfung des Neugeborenen ist im Ratgeber „Das Baby" beschrieben.

Eine akute Verstopfung vergeht meist von allein. Erst wenn die Frau anfängt, darunter zu leiden und sich nach 5 - 6 Tagen keine Besserung zeigt, sollte ein homöopathisches Mittel in Betracht gezogen werden, denn eine langanhaltende Verstopfung der Mutter führt zu einer Rückvergiftung und wirkt sich über die Milch sehr ungünstig auf den Säugling aus. In den meisten Fällen reichen ***Nux vomica***, ***Bryonia*** oder ***China*** aus. Wenn das homöopathische Mittel nicht klar ist, kann auch ein Einlauf (Klistier) mit lauwarmem Wasser und ein Eßlöffel Öl zur Linderung beitragen (siehe auch „*Selbstheilung durch Homöopathie*").

Durchfall

Durchfall kann unter bestimmten Umständen sehr an der Lebenskraft der Mutter, vor allem der stillenden, zehren, die dann auch dem Säugling nicht mehr zur Verfügung steht. Die Ursachen können mit der Ernährung zusammenhängen, aber ebenso gut psychisch bedingt sein! Die Wöchnerin ist von vornherein erholungsbedürftig, und so kann diese zusätzliche Belastung sehr ungünstige Auswirkungen auf sie haben. Daher muß der Wochenbettdurchfall sofort behandelt werden. Die Homöopathie bietet hier gute Möglichkeiten.

Die häufigsten Mittel sind ***Nux vomica, Pulsatilla, Phosphoricum acidum, Antimonium crudum*** und ***Dulcamara. Sulfur*** und ***Tuberculinum*** sind manchmal als Folgemittel notwendig. Der Rat eines erfahrenen Homöopathen ist in jedem Fall notwendig, um schnell Hilfe leisten zu können.

Bei Durchfall sollte die Wöchnerin unbedingt eine **Diät** befolgen und sich noch mehr Ruhe gönnen. Sie sollte ausschließlich Stärkehaltiges in Form von gut eingespeicheltem Zwieback (mindestens eine halbe Stunde vor der Suppe), Brei und Getreideschleimsuppen essen. Gemüsesuppen können nach einer Weile folgen, Eier sind tabu, rohes Gemüse und Obst ist zu meiden. Obst höchstens in Form von geriebenem Apfel essen, aber nur bei starkem Verlangen danach.

Urinverhalten

Nach der Entbindung ruhen sich auch die Blase und die Nieren aus. In der Homöopathie ist es üblich, nach der Geburt ***Arnica*** zu geben. Um Komplikationen zu verhindern, wird in fast allen Fällen ***Pulsatilla, Lycopodium*** (siehe unter „Nachwehen"), ***Causticum*** (Gefühllosigkeit der Blase), ***Belladonna, Nux vomica*** oder ***Allium cepa*** das Mittel bei Urinverhalten sein, ebenso bei schmerzhaftem Wasserlassen. Auch hier sollte ein erfahrener Homöopath hinzugezogen werden.

Der im 19. Jahrhundert bekannte Homöopath Hering empfiehlt in seinem Buch „Der kleine Hausarzt“, auf einer Schüssel mit heißem Wasser zu sitzen, da die Dämpfe entkrampfend wirken.

Hämorrhoiden

Durch eine anstrengende Geburt, besonders während der Austreibungsphase, kann es durch den extremen Druck auf den Beckenboden zu einer Erweiterung der Venen in und um den After kommen. Je weniger die Frau in der Austreibungsphase preßt, desto sanfter kann das Kind geboren werden, denn es wird allein durch die Wehen ausgetrieben.
Zu starkes Pressen der Gebärenden kann zum Reißen des Dammes, zu Hämorrhoiden und Thrombosen um den After führen. Letztere zeigen sich durch sehr schmerzhafte, knotige Gebilde, die durch geplatzte Blutgefäße entstehen.
Hämorrhoiden sind weiche, verschiebliche Aussackungen der Venen, die sich durch hellrote Blutungen, Juckreiz und Schmerzen, vor allem beim Stuhlgang, bemerkbar machen. In manchen Fällen können sie nach einer Geburt das Sitzen unmöglich machen oder wegen der Schmerzen den Stuhlgang sehr erschweren.

Bei *heftigem Juckreiz*, der vor allem durch die *Bettwärme* ausgelöst wird hilft ***Sulfur***. Die Frau kann die Bettwärme nicht ertragen, sie deckt sich ab oder streckt die Füße raus. Ihr ist es auch tagsüber zu warm, sie mag aber gerne warme Getränke.

Bei *drückenden Hämorrhoiden* wird ***Lycopodium*** gegeben, besonders wenn es nach der Geburt zu einem leichten *Darmvorfall* gekommen ist. Die Frau hat das Gefühl eines unangenehmen Fremdkörpers am After.

Der Wochenbettfluß (Lochien)

Nach der Geburt bleibt in der Gebärmutter an der Stelle, wo der Mutterkuchen lag, eine offene Wunde zurück. Es dauert etwa sechs bis acht Wochen, bis die Wunde völlig verheilt ist und der nun ein Kilogramm schwere Uterus wieder auf sein ursprüngliches Gewicht von fünfzig Gramm schrumpft. Bis dahin sondert er ein Sekret aus Blutgerinnseln, Lymphe, Serum und Gewebeteilen ab, den sogenannten Wochenfluß (Lochien).
Achtung! Es ist sehr wichtig, daß der Wochenfluß nicht zum Stocken kommt und Infektionen der Wunde verhindert werden. Der Wochenfluß ist in den ersten 24 Stunden reichlich (die Wöchnerin benötigt etwa 10 - 12 Windeleinlagen) und sehr blutig. Innerhalb der ersten Woche wird das Blut immer weniger, dann wird es bräunlich und serös. Die Menge ist individuell unterschiedlich. Im dritten Stadium ist der Wochenfluß milchig und zuletzt gelblich. Am Ende kann er noch einmal aufflammen und rosa werden.

Während des Einschießens der Milch, das manchmal von Fieber begleitet wird, verringert sich der Wochenbettfluß oder hört kurzfristig ganz auf. Solange sich keine Symptome oder Anormalitäten der Lochien zeigen, läßt man den Wochenfluß seinen natürlichen Lauf nehmen. Der Wochenfluß kann übelriechend werden, wenn auch nur ganz geringe Teile der Plazenta im Uterus zurückgeblieben sind. In den meisten Fällen liefern die Abweichungen der Lochien vom Normalzustand sichere Symptome, um das ähnlichste Mittel zu finden. Diese Symptome müssen immer die Basis für die Mittelwahl sein.

Die Hebamme, besonders aber auch die Wöchnerin, sollte Abweichungen vom Normalen aufmerksam registrieren. Häufig neigt man nämlich dazu, entscheidenden Veränderungen bis zur letzten Minute nicht die entsprechende Bedeutung beizumessen.

BEHANDLUNG

Die folgenden Seiten haben wir aus *Dr. Conants Buch „An Obstetric Mentor"* übersetzt und als Grundlage genommen, weil es in prägnanter Form die ausführlichste und vollständigste Zusammenfassung dieses Themenbereiches liefert. Das „Lochien Repertorium" und die „Materia Medica" haben wir durch Angaben von *Kent, Allen, Hering, Boericke, Stauffer* und Symptome aus dem Synthetischen Repertorium von *Barthel / Klunker* bereichert. Die Abhandlung ist sehr ausführlich und wendet sich besonders an ***Therapeuten***.

LOCHIEN - REPERTORIUM

ätzend, scharf:	Bapt., Carb-ac., Con., Merc., Nit-ac., Plat., Pyrog., Rhos-t.
ätzend, wäßrig:	Con.
blaß erst, dann blutig:	Calc.
blutig, zu lang:	Acon., Arn., Bell., Calc., Erig., Cham., Chin. ,Crot-h. Ham., Ip., Kreos., Nit.-ac. Pyrog., Rhus-t., Sec., Sil.,Tril., Ust.
blutig, nachdem sie bereits hell waren:	Calc., Erig., Kreos., Rhus-t, Sil.
braun:	Carb-v., Kreos., Sec.
dünn:	Bell., Carb-an., Cimic., Lach., Pyrog., Rhus-t., Sec.

dünn und teils klumpig:	Ust.
dunkel:	Caul., Cham., Chin., Kreos., Nit-ac., Plat., Pyrog., Sec., Ust.
dunkel und fadenziehend:	Croc.
eitrig oder Schleímfäden:	Kali-bi.
eitrig:	Calc., Chin., Lach., Merc., Sep., Sulf.
Fäden, schleimige:	Kali-bi.
heiß:	Bell.
hört fast auf, kehrt dann wieder usw.:	Kreos.
intermittierend:	Calc.,Con., Kreos., Plat., Pyrog., Rhus-t., Sulf.
jauchig:	Carb-an., Rhus-t., Sec.
käsig:	Bell., Chin.
kadaverartig, aashaft:	Stram.
zu lang:	Aur., Bapt., Benz-ac., Carb-an., Chin., Croc., Helon., Hep., Kreos., Lil-t, Merc., Mill., Nat.-m., Nux-v., Plat., Rhus-t., Sabin. Sec.,Senec., Sulf., Tril., Ust.
zu lang, dünn, übelriechend, wundmachend:	Bell.
übelriechend, wundmachend:	Sep.
bei Frauen mit starken Monatsblutungen:	Calc.
passives Sickern:	Caul., Ust.
blutig:	Caul.
Metritis:	Lach.
milchig:	Calc., Puls., Sep.
reichlich:	Acon., Benz.-ac., Bry.,

	Carb-ac., Carb-an., Cham., Chin., Coff., Con.,Croc., Erig., Hep.,
reichlich:	Lit-t.,Mill., Nat-m.,Plat., Puls.,Rhus-t., Sec., Senec.,Sep.,Sulf., Tril., Ust., Xan.
und zu lang:	Asar., Bry., Calc., Croc., Erig., Hep., Plat., Puls.,Rhus-t., Sec., Senec.,Tril., Ust.
zu lang und ätzend:	Lil-t.
schwallartig:	Plat.
rot (hell):	Acon. (tiefrot), Bry. Calc., Caul., Chin., Psor., Sil., Sulf.
schwarz (geronnen):	Bell., Chin., Cimic., Croc., Kreos., Plat., Ust.
Schwäche verursachend:	Rhus-t., Sul.-ac., Tril.
sexuelles Verlangen, mit erhöhtem:	Chin., Verat., Zinc.,
spärlich:	Acon., Bell., Bry., Cham., Coloc., Dulc., Pyrog. Sec., Stram., Sulf.
u. übelriechend b.Feinschmeckerinnen:	Nux-v.
milchig:	Puls.
zu lang, schwarz, geronnen:	Plat.
stinkend (foetid):	Ars., Bapt., Bell., Carb-an.,Chin., Echin., Kreos.,Lach., Pyrog., Rhus-t., Sec., Sep.
faulig, grün:	Lac-c.
schwallartig:	Erig.

übelriechend:	Acon., Bell., Bry., Carb-ac.,Carb-an., Carb-v.,Chin-ar., Crot-h., Echi., Erig., Kali-p., Kreos., Nit.-ac., Nux-v., Pyrog., Rhus-t., Sec., Sep., Sil, Stram., Sulf.
unterdrückt:	Acon., Alet., Ars., Bapt., Bell., Bry., Carb-ac., Caul., Chin., Cimic., Coloc., Echi., Hep.,
unterdrückt:	Hedeom., Hyos., Mill., Nux-v., Plat., Psor., Puls., Pyrog., Sec., Sil., Stram., Sulf., Ter., Verat., Verat-v., Zinc.
gefolgt von Durchfall, Koliken, Zahnschmerzen, usw.:	Cham.
durch Ärger:	Cham., Coloc.
durch Kälte:	Acon., Bry., Cham., Cimic, Pyrog., Sulf., Verat-v.
und Feuchtigkeit:	Dulc.
und Luftzug, mit Frieren und Fieber	Verat.-v.
Kindbettfieber oder drohendes:	Acon., Carb-ac., Mill., Sec., Stram., Verat-v.
Kolik, mit Blähbauch:	Coloc.
Kopfschmerzen, berstende:	Bry.
Kummer:	Ign.
Peritonitis, versteckte:	Verat-v.

Schreck:	Acon., Ign., Op.
Verdruß:	Acon., Cham., Coloc.
Verschlechterung (<)	
< durch geringste Erschütterung:	Bell.
< setzen ein durch Bewegung:	Bry
< beim Stillen:	Ferr., Phel., Sil.
< blutige Lochein:	Sil.
< nachts, mit Entzündung der Genitalien:	Merc.
Verbesserung (>)	
> bei Ruhe:	Erig.
> durch Essen und Trinken:	Coloc.
> im warmen Raum:	Puls.
weiß:	Nat-m., Puls., Sep., Sulf.
wundmachend:	Bell., Carb.-an., Kreos., Lil-t., Sep., Sil.
zäh:	Croc.

MATERIA MEDICA

ACONIT (Acon.)
Lochien unterdrückt (oder zu wenig) mit Unwohlsein in Bauch, Brust und Kopf durch lokalen Blutandrang (vergl. Verat-v.). Fieber, Durst, Unruhe, Ängstlichkeit. Scharfe, schneidende Schmerzen im empfindlichen Bauchbereich.

ARSENICUM (Ars.)
Übelriechende, scharfe Lochien mit Fieber, Entkräftung, Unruhe, Durst und drohender Blutvergiftung.

BAPTISIA (Bapt.)
Sehr übelriechende, scharfe Lochien mit Entkräftung, Abmagerung, Schwäche und Delirium.

BELLADONNA (Bell.)
Übelriechende, heiße Lochien, Gesicht und Skleren gerötet; Delirium mit erschreckenden Visionen. Der Schmerz in der Uterusregion kommt und geht plötzlich. Müdigkeit, die Wöchnerin befindet sich in einem Halbschlaf oder sie schläft nicht tief, und der Schlaf ist unerquicklich. Sie ist sehr empfindlich auf Erschütterung, sogar des Bettes; große Empfindlichkeit des Bauches.

BRYONIA (Bry.)
Unterdrückte Lochien mit einem Gefühl, als ob der Kopf bersten würde. Die geringste Bewegung verschlimmert ihr Leiden; Mund und Lippen trocken. Reichliche Lochien mit brennenden Schmerzen in der Uterusgegend. Durst auf große Mengen Flüssigkeit, die in einem Schwung hinuntergestürzt werden.

CALCIUM CARBONICUM (Calc.)
Lochien dauern zu lang bei Frauen, die gewöhnlich zu lange menstruieren; Lochien milchig. Wiederkehren von blutigen Lochien.

CARBOLICUM ACIDUM (Carb-ac.)
Unterdrückte Lochien, z.B. bei Kindbettfieber, begleitet von unwillkürlichem, äußerst stinkendem Durchfall; großer Hunger und Durst; Lochien reichlich, stinkend und scharf.

CARBO ANIMALIS (Carb-an.)
Lochien zu lang; dünn, übelriechend, wundmachend mit Taubheitsgefühl in Armen und Beinen.

CAULOPHYLLUM (Caul.)
Lochien dauern zu lange und sind zu lang blutig, passive Sickerblutung durch erschlaffte Geschlechtsorgane; große Erschöpfung.

CHAMOMILLA (Cham.)
Unterdrückte Lochien gefolgt von Kolik, Diarrhoe und Kopfschmerzen; reizbar und ungeduldig; durstig; eine Wange rot, die andere blaß.

CHINA OFFICINALIS (Chin.)
Lochien zu lange; ziehende Schmerzen um die Eierstöcke; Sekret stinkend oder käsig, eitrig; erhöhtes sexuelles Verlangen im Kindbett; Folgen von zu reichlichem Genuß von Kamillentee; Folgen von starken Blutungen bei der Geburt.

COFFEA (Coff.)
Reichliche Lochien mit gesteigerter, nervöser Reizbarkeit und Überwachheit, wie aufgedreht.

COLOCYNTHIS (Coloc.)
Unterdrückte Lochien mit heftigen Koliken, beides kann durch Ärger ausgelöst werden. Aufgeblähter Bauch und Durchfall. Verschlechterung nach Essen und Trinken; große Unruhe.

CONIUM (Con.)
Lochien scharf, wäßrig; starker Schwindel beim Umdrehen im Bett bzw. beim Drehen des Kopfes.

CROCUS (Croc.)
Blutige, dunkle, fadenziehende Absonderung. Gefühl, als ob sich etwas in dem stark aufgetriebenen Bauch bewegen würde.

DULCAMARA (Dulc.)
Wochenfluß unterdrückt durch Kälte oder Feuchtigkeit; die Milch ist sehr reduziert.

ERIGERON (Erig.)
Die geringste Bewegung löst blutige Lochien aus, die durch Ruhe gebessert werden.

HYOSCYAMUS (Hyos.)
Delirium, Muskelzuckungen. Sie glaubt, vergiftet zu werden oder Drogen zu bekommen; sehr mißtrauisch. Wochenbettpsychose.

IGNATIA (Ign.)
Nach Überdosierung von Kamillentee. Wenn Kummer oder Angst die Ursache sind, mit Seufzen und Schluchzen.

KREOSOT (Kreos.)
Sehr übelriechender, wundmachender Wochenfluß. Die Sekretion hört fast auf, setzt dann auf einmal sehr reichlich wieder ein, verschwindet wieder, usw.; hartnäckig, schwärzlich oder braun, klumpig.

LACHESIS (Lach.)
Lochien dünn, jauchig mit aufgeblähtem Leib; bei Metritis.

LILIUM TIGRINUM (Lil.)
Lochien zu lange; reichlich; wundmachend; nach unten Drängen ins

Becken; muß die Genitalien halten, hat das Gefühl, als ob sonst alles hinausfällt; Verbesserung bei Bewegung; zerrende Schmerzen; brennend-stechende Schmerzen in der Harnröhre nach dem Wasserlassen. Langsame Erholung nach der Entbindung. Befürchtet eine unheilbare, innere Krankheit zu haben. Entweder ziehen sich die Lochien sehr in die Länge oder gehen in einen reichlichen, scharfen Weißfluß über, mit Schmerzen im Rücken und in den Hüften.

LYSSINUM (Lyss.)
Nach Aufhören der Lochien starker Weißfluß; Schmerzen im Rücken und Unterleib (Beckenboden); Wundheit der Scheide.

MERCURIUS SOLUBILIS (Merc.)
Absonderung nachts schlimmer, mit Schwellung und Entzündung der Genitalien; Leisten wund und geschwollen.

MILLEFOLIUM (Mill.)
Lochien zu reichlich; unterdrückt; heftiges Fieber; keine Milch; konvulsive Zuckungen aller Glieder; große Schmerzen; wunde (rissige) Brustwarzen.

NUX VOMICA (Nux-v.)
Spärliche und übelriechende Lochien bei Frauen mit üppiger Lebensweise. Häufiger Stuhl- und Urindrang mit brennend heißem Urin; Wundheit in der Uterusgegend; sie möchte sich nicht bewegen und nicht gestört werden; möchte es warm haben.

OPIUM (Op.)
Lochien durch einen Schreck oder Schock unterdrückt, mit Benommenheit.

PLATINA (Plat.)
Eine geringe Menge schwarz klumpiger Absonderung. Der Wochenfluß dauert sehr lange. Die Genitalien sind sehr empfindlich; die Wöch-

nerin kann die normalen Binden nicht vertragen; milde Absonderungen; sehr wechselnde Zustände; kann keinen warmen Raum ertragen.

PULSATILLA (Puls.)
Die Milch ist plötzlich weggeblieben; spärliche, milchige Lochien; fiebrig, aber ohne Durst.

PYROGENIUM (Pyr.)
Sehr übelriechend, ätzend, dünn, wenig; oder Lochien unterdrückt durch Kälte. Wehtuender Schmerz in den Gliedern.

RHUS TOXICODENDRON (Rhus-t.)
Die Lochien dauern zu lang, sind dünn und jauchig; wenn sie gelegentlich wieder blutig werden, riechen sie schlecht; Erschöpfungszustand, der fast über die Grenzen der Frau geht; schießende Schmerzen zum Rektum hoch; nächtliche Unruhe, muß oft die Lage wechseln und findet Erleichterung dadurch.

SECALE (Sec.)
Übelriechende, dünne, spärliche oder reichliche, sehr dunkle Lochien bei dünnen, abgemagerten Frauen oder bei Frauen, die viele Kinder haben; schmerzlose Absonderungen oder, was häufiger vorkommt, langanhaltende, herabdrängende Schmerzen, die sehr heftig sind und häufig wiederkehren.

SEPIA (Sep.)
Fauliger Geruch, charakteristische, wundmachende Lochien mit kleinen, scharfen Stichen im Gebärmutterhals; sehr unangenehmes Abwärtsdrängen im Rücken.

SILICEA (Sil.)
Reines Blut fließt jedesmal, wenn das Kind gestillt wird; Nachwehen schmerzen in den Hüften; manchmal wundmachende Absonderung.

STRAMONIUM (Stram.)
Sie hat den Kopf voller absurder, aber sehr ausgeprägter Ideen; meint Ratten und Mäuse befinden sich unter dem Bett und sucht nach ihnen; Lochien mit aashaftem Geruch.

SULFUR (Sulf.)
Die Absonderung ruft ein Schwächegefühl hervor; sie hat heiße Wallungen, Schweißausbrüche, heiße Fußsohlen, oder ihre Füße sind ständig kalt; wunde, blutende, juckende Hämorrhoiden.

USTILAGO MAYDIS (Ust.)
Lochien zu reichlich, teils flüssig, teils geronnen, sehr dunkel, fast schwarz; lang anhaltende, abwärtsdrängende Schmerzen; Gebärmutter fühlt sich zusammengezogen, wie verknotet, an.

VERATRUM VIRIDE (Verat-v.)
Unterdrückung der Lochien und Milch durch Zugluft; gefolgt von heftigem Fieberfrost, dann hohes Fieber mit berstendem Kopfweh; Klopfen in den Gefäßen, Arterien; scharfe Schmerzen in der Gebärmutter und in den Eierstöcken; teilweise Delirium.

ZINCUM METALLICUM (Zinc.)
Unterdrückte Lochien, erhöhtes sexuelles Verlangen; spärliche Milch; schmerzhafte Empfindlichkeit der inneren und äußeren Genitalien.

Wochenbettdepression

Eine leichte Form der Wochenbettdepression ist heutzutage gar nicht so selten. Jedoch bleiben unserer Erfahrung nach die Frauen, die eine homöopathische Begleitung in der Schwangerschaft hatten oder schon länger homöopathisch behandelt wurden, davon eher verschont. Sehr ungünstige äußere Umstände können jedoch vorübergehend Depressionen auslösen.
Kurze Phasen von Traurigkeit treten dagegen bei fast allen Frauen sehr häufig *am dritten Tag* oder *eine Woche bis zehn Tage* nach der Geburt auf. Diese sind durch Trost und Mitgefühl schnell zu beheben: Es gilt, die echten Bedürfnisse der jungen Mutter herauszufinden und zu befriedigen. Das passende homöopathische Mittel ist häufig ***Pulsatilla***.

Es sind eher die chronischen Depressionen, die monatelang anhalten können oder phasenweise immer wieder auftreten, die einer gründlichen Behandlung bedürfen. Diese Behandlung besteht sowohl aus der Heilung der inneren Struktur der erkrankten Frau als auch dem Erkennen der äußeren ungünstigen Umstände und deren Bereinigung. Hilfreich sind Gespräche und ein Austausch mit Freundinnen und älteren erfahreneren Müttern, denen die in Not geratene Wöchnerin ihre „überwältigenden" Probleme unbeschwert erzählen kann. Auch Frauen-, Still- und Müttergruppen können wesentlich dazu beitragen, die Dinge von anderen Aspekten zu betrachten und einfachere Lösungen für „gewaltige" Probleme zu finden. Aus dieser Notsituation kann eine wunderbare Gelegenheit zum Wachsen werden.
Als Mutter müssen Sie lernen, Ihre eigenen Bedürfnisse und Interessen nicht zu vernachlässigen. Mutterschaft ist zwar die Zeit, in der Sie sich ganz Ihrem Baby widmen, jedoch sollten Sie auch weiterhin Ihren wirklichen Wünschen und Talenten nachgehen. Vieles kann man mit dem Kind zusammen zu machen: wie z.B. spazierengehen, baden, schöne entspannende Musik hören, singen, Besuche machen etc.

Sobald Sie Ihre Kräfte wiedergewonnen haben und anstrengendere Unternehmungen wagen, nehmen Sie sich unter allen Umständen Zeit für sich außerhalb des Hauses, in der Sie nicht unbedingt mit dem Kind zusammensein müssen. Sport ist so eine Möglichkeit, aber es gibt auch viele andere, wie z.B. Theaterbesuche. Wenn Sie sich zu einer therapeutischen Behandlung entschließen, dann suchen Sie einen Therapeuten auf, der Ihnen hilft, handfeste Lösungen für Ihre inneren und äußeren Probleme zu finden. Oft sind auch ältere, erfahrene Mütter, die Ähnliches durchgemacht haben, sehr gute Ratgeber.
Ein Außenstehender kann niemals wissen, was ein Mensch durchgemacht hat. Wenn Sie eine Mutter kennen, die selbstsicher, fröhlich und gut mit ihren Kindern zurechtkommt, dann können Sie diese sicher um Rat fragen, und Ihre auswegslos scheinende Lage kann sich in freudige Abenteuerlust verwandeln.

BEHANDLUNG

AURUM - Selbstmordtendenz

Die Frau, die Aurum braucht, ist *sehr unglücklich* und denkt ständig an *Selbstmord.* Sie ist leicht verletzlich, läßt es sich aber nicht anmerken und versucht ausgleichend zu wirken. Gedächtnis und Verstand sind schwach. Sie ist *schlaflos* bei Tag und Nacht. Sie *betet* die ganze Zeit und sagt, sie sei es nicht wert, in dieser Welt zu leben, und brütet über Selbstmord. Aurum-Menschen haben die starke *Tendenz, sich zurückzuziehen*, wenn es ihnen schlecht geht, weil sie glauben, anderen mit ihren Problemen zur Last zu fallen. Sie tun alles, um ihren wahren, *unglücklichen Zustand vor anderen zu verbergen.* Hier braucht es viel Einfühlungsvermögen, um überhaupt die Depression wahrzunehmen. Diplomatisch Hilfe anzubieten, ja fast aufzudrängen, ist hier wichtig.

CIMICIFUGA - Depression

Die junge Mutter erklärt, sie würde *verrückt* werden, da sie von furchtbaren Depressionen bedrückt wird, als würde eine *dicke, dunkle Wolke auf ihr lasten.* Sie ist *mißtrauisch*, gleichgültig, reizbar; der geringste

Anlaß macht sie ärgerlich und zerstörerisch. Phasen von Geschwätzigkeit können auch vorkomen.

CHINA -Anämie durch Säfteverlust
Das wichtigste Mittel für die Folgen von *Säfteverlust* (Blutungen, zu starke Lochien, übermäßiges Stillen), die sich in *Anämie* und *nervöser Reizbarkeit* zeigen. Im Extremfall können sich Delirium mit Wahnvorstellungen und Halluzinationen entwickeln. Die Frau ist ängstlich und sehnt sich nach dem Tod oder ist gleichgültig bis apathisch. Im übertragenen Sinn ist die Frau, die China braucht, ein Mensch, dem der Lebenssaft von anderen Menschen abgezogen wird. Und die Frau läßt dies auch zu, sie ist – sozusagen *„ein armer Schlucker"*. Die anderen bekommen die Sahne, und China bekommt die Molke! Allerdings kann China all diese guten Sachen auch nicht vertragen; von Obst, Cremespeisen und Sahne bekommt sie mannigfaltige Beschwerden und wird aufgebläht.

IGNATIA - Folgen von Kummer
kommt in Frage, wenn das Kind tot geboren wurde oder kurz nach der Geburt stirbt. Sie ist voll *stillen Kummers* oder *weint* ununterbrochen und möchte allein sein. Die Ignatia-Frau muß man mit sehr viel Feingefühl behandeln, da sie einerseits *keinen Trost* will und verträgt (ganz im Gegensatz zu *Pulsatilla*), andererseits möchte sie doch, daß der andere auf sie eingeht. Sie *erwartet immer das Schlechte* von anderen, da sie glaubt, die Umwelt würde sie sowieso nicht verstehen, und der kleinste Fehler von anderen ist eine Bestätigung dafür.

KALIUM CARBONICUM - Angst mit Schwäche
Die Frau ist sehr traurig, *weint viel* und hat *Angst, sie könnte sterben.* Sie ist mit ihren Gedanken ganz woanders und weiß nicht, wie sie etwas anfangen soll, was sie tun oder sagen will. Sie macht verschiedene Ansätze, aber schließlich ist sie gezwungen, aufzugeben. Dies rührt sowohl vom Psychischen als auch vom Körperlichen her.
Im Grund genommen fehlt es ihr am nötigen *Selbstvertrauen.* Gleich-

zeitig tauchen immer wieder Gedanken auf mit dem sicheren Gefühl, es doch zu schaffen. Letztendlich spürt sie jedoch ihr Unvermögen und verfällt wieder in einen hoffnungslosen, depressiven Zustand, der manchmal sehr lange anhalten kann. Auf der körperlichen Ebene finden wir einen ähnlichen Zustand. Sie spürt die Kraft, der Wille ist da. Doch bald merkt sie, daß ihre *Muskelkraft nachläßt*, und sie wird *schwach und zittrig*, insbesondere in der Mitte des Rückens.

LACHESIS - Die manisch-depressive Frau
Die Frau kann richtig manisch werden mit großer *Geschwätzigkeit*, aber häufiger ist sie *melancholisch* mit der Wahnvorstellung, sie sei tot oder würde sterben. In beiden Zuständen versucht sie, die Aufmerksamkeit des anderen zu erregen und ihn an sich zu fesseln. Hinter der Geschwätzigkeit steckt so eine Wucht und Kraft, daß der andere zwangsläufig aufgeben muß. In dem stillen depressiven Zustand ist meistens auch etwas Theatralik dabei, so daß der andere, im Gegensatz zu *Aurum*, merken muß, wie schlecht es ihr geht.

LILIUM TIGRINUM - Geschwätzige, religiöse Manie
Sie ist um ihr Seelenheil besorgt. Religiöse Manie mit *schnellem Sprechen und schnellen Handlungen*. Starke Reizbarkeit und Ungeduld. Melancholie mit großen Befürchtungen. Linksseitige Beschwerden, besonders der Ovarien. Aktiver Blutandrang zum Unterleib mit Herzklopfen.
Die Lilium-Frau ist auch sehr geschwätzig und muß deswegen von Lachesis unterschieden werden. Bei Lilium ist es mehr ihre magnetische Anziehungskraft, die andere Menschen zu ihr hinzieht. Wenn sich der andere losreißen möchte, reagiert sie mit Reizbarkeit und Vorwürfen. Lachesis dagegen überfällt andere Menschen mit seinen Stimmungen.

PULSATILLA - Depression beim Stillen
Dieses Mittel ist besonders häufig angezeigt in dem *Stimmungstief*, das viele Frauen *in der ersten Woche* nach der Geburt überfällt. Nach der

Euphorie über das neugeborene Baby neigt sie zu plötzlichen Weinanfällen, die sie sich gar nicht erklären kann. Besonders beim und nach dem *Stillen* gerät sie in eine *depressive Stimmung* und muß weinen, aber sie läßt sich leicht umstimmen und lächelt sogar unter Tränen, wenn man sie tröstet. (Siehe Fallbeschreibung Seite 71)
Sie kann zu Halluzinationen neigen. Wenn sie ihre Augen schließt, sieht sie Bilder oder seltsame Dinge oder hört Opernarien.
Die Pulsatilla-Frau *braucht viel Aufmerksamkeit*, und die kleinste nicht liebevolle Handlung des anderen ist für sie die Ursache und der Auslöser ihres Leids. Sie glaubt, wenn der andere richtig mit ihr umgeht, sei sie in der Lage, ihre Pflicht besser zu erfüllen, und das ist schon ein Grund zum Weinen. Sobald z.B. der Partner auf sie eingeht, scheint die Sonne sofort wieder.
Ansonsten beachten Sie die konstitutionellen Symptome – wie z.B. das Verlangen nach frischer Luft und fehlender Durst.

SULFUR - Hitzewallungen
Bei der Sulfur-Frau finden wir *religiöse Manie*, Verzweiflung an ihrem Seelenheil und *Gleichgültigkeit* über das Schicksal ihrer Mitmenschen. Vergißt Namen und Worte, die sie benutzen möchte. Stur, möchte niemanden in ihrer Nähe haben. Hitzewallungen, Schwächezustände und kalte Füße. Sie kleidet und frisiert sich in einer höchst phantastischen Weise und hat Spaß an groteskem Auftreten. Der Sulfur-Mensch möchte alles seiner Vorstellung nach gestalten bzw. umstellen.

ZINCUM METALLICUM - Klagen über Leiden
Folgende Charakteristika kennzeichnen dieses Mittel: Melancholie, *Furcht vor Dieben*, Dämonen und anderen furchterregenden Gestalten; Gedächtnisschwäche; *wiederholt alle Fragen*, bevor sie antwortet; kann ihre Füße nicht ruhig halten, sie zappelt ständig.

Die Zinkum-Frau geht allen Menschen mit ihren Klagen und Sorgen auf die Nerven. Sie muß jedem immer *alles erzählen* und ärgert sich, wenn der Gesprächspartner damit nichts zu tun haben will, worauf es ihr dann noch schlechter geht.

Wochenbettpsychose – Verstärkte Depressionen

Der Ausbruch einer Geistesverwirrung im Wochenbett gehört zu den gefürchtetsten Komplikationen nach der Geburt. Die Psychose kann völlig normale Frauen überfallen, von denen man es nie erwartet hätte, und damit kann eine Tragödie für Mutter und Kind, ja die ganze Familie beginnen. Denn üblicherweise werden Geisteskranke in Nervenkliniken abgeschoben, und dort gelten Psychosen als unheilbar. Mit starken Medikamenten wird versucht, die Erregungszustände zu betäuben. Diese Methode birgt die Gefahr der Medikamentenabhängigkeit und – nachdem die Krankheit nach Wochen oder Monaten unter Kontrolle gebracht wurde – ihr Wiederausbrechen in Schüben noch nach Jahren in sich.
Auch die lange Trennungszeit von Mutter und Kind durch den stationären Aufenthalt wirkt sich auf die Entwicklung einer vertrauensvollen Beziehung ungünstig aus.

In Entwicklungsländern wird das Problem der Wochenbettpsychose in vielen Fällen nach alter Tradition in der Familie gelöst. Die Mutter bleibt in der Familie, ihre Mutter- und Haushaltspflichten werden von anderen weiblichen Familienmitgliedern übernommen. Allein durch das liebevolle Getragenwerden im Kreis der Familie verschwindet die Psychose manchmal so schnell, wie sie aufgetreten ist. In anderen Fällen wendet man sich an Naturheilkundige oder Homöopathen, die oft schon innerhalb weniger Tage helfen können.

Der folgende Bericht soll die wunderbaren, doch leider bei uns viel zu wenig bekannten Möglichkeiten der Homöopathie bei dieser Art der Psychose aufzeigen.

Fallbeschreibung

Eine junge Frau geriet zwei Tage nach der Geburt des ersten Kindes in eine Geistesverwirrung. Der junge Vater fühlte sich völlig überfordert und war selbst einem Nervenzusammenbruch nahe. In seiner Verzweiflung hätte er seine Frau fast zur Behandlung in eine Nervenklinik gebracht, wenn ihm seine Mutter nicht dringend ans Herz gelegt hätte, zu einem Homöopathen zu gehen. Da die Frau nicht transportfähig war, gab er uns telefonisch folgenden Bericht:

„Drei Tage nach der Entbindung kommt meine Frau in eine Art Schockzustand. Sie kann es einfach nicht fassen, daß sie nun Mutter ist. Alles, was der Kinderarzt ihr über das Stillen oder die Untersuchungen sagt, weiß sie abends nicht mehr – „Ich weiß überhaupt nichts mehr!“ Sie meint, alle denken schlecht über sie und schätzen sie nicht. Sie möchte zur Nachbarin gehen und sie deswegen kratzen.

Wenn sie überlegt, runzelt sie die Stirn und stiert auf einen Punkt. Ihre Augen sind nicht klar, wie verschleiert, als ob sie etwas getrunken hätte. Die Oberlider hängen bis zur Hälfte der Pupille. Wenn sie auf unserem Balkon steht, erzählt sie mir, die Gegend komme ihr bekannt vor. Überall sieht sie rote Alarmlichter, sogar in der Entbindungsklinik und in der Wohnung. Sie hört Stimmen und Geräusche, z.B. von der Straße hupende Autos, und die Nachbarin hätte sich über das Schreien des Babys beschwert. Alles ist pure Einbildung.

Sie glaubt, sie würde von unseren Freunden schlecht eingeschätzt und bildet sich ein, ich würde ihnen sagen, sie rauche während des Stillens. Sie hat aber noch nie geraucht. Sie fühlt sich wie eine Rabenmutter und glaubt, sie könne die neue Situation nicht bewältigen. „Wie soll ich wickeln?“ „Habe ich ein Kind?“ „Muß ich stillen?“ Dies sind ihre ständigen Fragen. Sie geht dreimal runter zum Briefkasten, um nach der Post zu schauen, obwohl ich ihr sage, sie hätte schon nachgeschaut. Sie meint: „Ich schaue trotzdem lieber nochmals nach.“ Oder sie behauptet, ein Polizist hätte unser Auto aufgeschrieben, obwohl es in der Garage steht. Sie glaubt meinen beschwichtigenden Darstellungen nicht und schaut nach.“

*Ihr ganzer Zustand weist auf **Lycopodium**: Sie vergißt, was sie gemacht hat, was sie tun soll und glaubt, man spricht schlecht über sie. Der Lycopodium-Typ hat den Anspruch, alles gut machen zu wollen; wenn er aber mit einer neuen Realität konfrontiert wird, kann er in Lethargie und Lustlosigkeit fallen. In unserem Fall weiß die junge Mutter nicht, wie sie mit der neuen Situation umgehen kann. Sie steht hilflos da und hofft, daß die anderen für sie alles erledigen.*
*Sie bekommt täglich eine Gabe **Lycopodium** LM 120. Tagsüber geht es ihr daraufhin besser, doch am Abend (18 - 20 Uhr Verschlechterungszeit von Lyc) fühlt sie sich wieder etwas schlechter. Sie wird dann wieder unsicher, wie richtig gewickelt wird, oder glaubt, sie schaffe es nicht und würde am liebsten aus dem Fenster springen. Doch das geht alles mit Lycopodium vorüber. Nach fünf Tagen kann sie schon selbständig Behördengänge unternehmen und erinnert sich teilweise daran, was sie während der Psychose gemacht hat, z.B. wie sie sich im Schlafanzug mit dem Kind im Hausflur aufgehalten hat und an die eingebildeten Alarmlichter etc. Sie glaubte, die Angehörigen wollten sie testen, ob sie Muttergefühle habe und ob sie der neuen Aufgabe gewachsen sei. Ihre Fähigkeiten wurden aber vor der Geburt nie in Frage gestellt. Sie hatte sich alles selber eingeredet. Ihr Mann vermutet allerdings, daß sie durch die vielen gutgemeinten Ratschläge ihrer Bekannten während der Schwangerschaft verunsichert wurde („tu dies, tu jenes nicht...!"). Nach 7 Tagen ist von der Wochenbettpsychose keine Spur mehr zu bemerken.*

*Danach ließ sie sich nicht weiter behandeln. Nach etwa vier Jahren bekam sie ihr zweites Kind und geriet wieder in eine Wochenbettpsychose. Diesmal half ihr Lycopodium nicht, **Tuberculinum** war das richtige Mittel. Schon nach wenigen Tagen ging es ihr besser.*

Stillen

Vertrauen in die eigene Stillfähigkeit

Die Versorgung eines Säuglings ist heutzutage mit vielen Unsicherheiten und Ängsten verbunden. Werbekampagnen gegen unsere natürlichen Bedürfnisse, z.B. gegen das Stillen, haben bewirkt, daß wir eher bereit sind, den Werbeaufrufen zu folgen, als unserem Instinkt zu vertrauen. Viele Menschen haben die Verantwortung für ihre Gesundheit weitgehend in fremde Hände gelegt. Nur Spezialisten scheinen zu wissen, was richtig und was falsch ist. Immer noch zu wenig Frauen haben in den letzten Jahren ihrer Stillfähigkeit vertraut.

Um wieder zu einem natürlichen Leben zurückzukehren, braucht es Mut und Vertrauen, weil wir uns von dem scheinbar „Normalen" abwenden und neue, in Wirklichkeit aber altbewährte, nur in Vergessenheit geratene Wege einschlagen. Oft wird regelrecht Angst geschürt, wenn man sich den herrschenden Normen nicht anpaßt. Nur wenn wir den Mut zur Selbstverantwortung aufbringen, ist es möglich, herrschende Meinungen in Frage zu stellen. Je mehr wir die Konsumentenprodukte aufgeben, die uns abhängig machen, desto lebendiger und eigenständiger werden wir.

Erfreulicherweise möchten immer mehr Ärzte die Frauen dabei unterstützen, ihre Kinder einige Monate voll zu stillen und sie von Anfang an so natürlich wie möglich zu ernähren und zu erziehen! Dabei ist es ratsam, Empfehlungen von Selbsthilfegruppen, wie der „La Lêche League", der „Arbeitsgemeinschaft freier Stillgruppen" oder caritativer Beratungszentren wie „Pro familia", „Haus der Familie" etc., zu nutzen. (Kontaktadressen am Ende des Buches).

Die Stillsituation heutzutage

Da heutzutage nur eine von vier Frauen bis zum vierten Monat voll stillt, hat die Weltgesundheitsorganisation (WHO) 1992 ihre Mitgliedsstaaten verpflichtet, „Nationale Kommissionen zur Förderung des Stillens“ zu bilden. Doch erst zwei Jahre später konnte die deutsche Stillkommission am Berliner Robert-Koch-Institut eingerichtet werden.
Obwohl in Deutschland 90 bis 94 % der Frauen von vornherein stillen wollen, nähren doch nur 60 % ihr Kind, wenn sie die Geburtsklinik verlassen, und nach vier Monaten ist diese Zahl schon auf ganze 25 % geschrumpft. Immer noch sind es gesellschaftliche Vorurteile, die die Lust am Stillen nehmen. In der Öffentlichkeit dem Kind die Flasche zu geben, fällt noch vielen Müttern leichter, als zu stillen. Auch der Einfluß des Partners auf den Willen zum Stillen spielt eine wichtige Rolle.
Eine Zeitlang stand die Muttermilch in dem Ruf, mit Chemikalien, wie DDT, PCB oder Dioxinen, belastet zu sein. Tatsächlich haben sich die Rückstände erheblich verringert. Außerdem kann eine lebendige Nahrung viele Belastungen ausgleichen, wozu eine denaturierte, künstliche Milch nicht in der Lage ist, die zudem stark mit Chemikalien belastet sein kann.

Die Vorteile des Stillens

Der Weg zu einer erfolgreichen, befriedigenden und langen Stillzeit ist für manche Mütter mit vielen Steinen gepflastert, über die sie stolpern kann. Durch Liebe und Hingabe lassen sie sich jedoch in Juwelen verwandeln.
Das Stillen befriedigt die Urbedürfnisse von Mutter und Kind, die durch nichts anderes zu ersetzen sind. Dies trägt dazu bei, die gesamte seelische und körperliche Situation von Beiden zu harmonisieren und zu stabilisieren. Das positive Erleben dieser ersten Bindung und der

Bedürfnisbefriedigung beeinflußt maßgeblich das weitere Gedeihen des Säuglings.

Eine Untersuchung an 250 ausgetragenen, sechs Wochen alten Kindern ergab, daß 60 % der Flaschenkinder übergewichtig waren, im Gegensatz zu nur 19 % der gestillten. Diese frühe Neigung, Fettdepots zu entwickeln, legt den Grundstein zur Fettleibigkeit im Kindes- und Erwachsenenalter.* Sie bekommen als stillende Mutter nach einer Weile das richtige Gespür für den Hunger Ihres Kleinen. Im Gegensatz zur Flaschennahrung ist Ihre Milch immer gleich verfügbar und wohl temperiert. Eine Überfütterung ist daher nur durch unverhältnismäßig häufiges Stillen möglich, wenn das Stillen als Ersatzbefriedigung für andere Bedürfnisse eingesetzt wird.

Die Flasche kann Eltern dazu verleiten, ihre Kinder zu drängen, diese auszutrinken, obwohl sie schon satt sind. Durch die große Öffnung im Sauger trinken die Kinder oft viel zu schnell, und ihr Saugbedürfnis kann nicht genügend befriedigt werden, wofür sie dann später einen Schnuller brauchen oder am Daumen lutschen. Durch das schnelle Trinken wird häufig zu viel Luft geschluckt, was zu heftigen Magenschmerzen und Blähungen führen kann. Auch das „Bäuerchen-Machen" ist bei Brustkindern wesentlich geringer.
Darüberhinaus können auch andere Personen einem Kind die Flasche geben, wogegen das Stillen in der Regel nur durch die Mutter geschieht. Das Füttern mit der Flasche birgt scheinbar gewisse Vorteile, weil es Unabhängigkeit für die Mutter bedeutet. Jedoch ist das Stillen ein wesentlicher Grundstein zur *Bildung des Urvertrauens und der Erfahrung des Geborgenseins und Geliebtwerdens*. Durch das Stillen entsteht eine enge Mutter-Kind-Beziehung. Der enge Hautkontakt fördert die körperliche und seelische Entwicklung.

Die verschiedenen Bedürfnisse des Säuglings, auch hinsichtlich der Menge und der Zusammensetzung der Milch, kann die Mutter mit einer entsprechenden Nahrungszufuhr ihrerseits befriedigen. An heißen

Tagen braucht das Kind z.B. mehr Flüssigkeit, und die Mutter wird vermehrt flüssige Nahrung zu sich nehmen und viel trinken. Überhaupt ist es hilfreich, *vor dem Stillen etwas zu trinken*, um den Milchflußreflex anzuregen. Später genügt schon der Gedanke an das hungrige Kind, um die Milch zum Fließen zu bringen.
Sie als Mutter spüren direkt die Reaktion Ihres Kindes auf Ihr Eßverhalten oder Ihren emotionalen Zustand und können dadurch heilend oder krankheitsvorbeugend wirken. Wenn Ihr Kind z.B. an Verstopfung leidet, so können Sie durch eine *entsprechende Diät* (ballaststoffreiche Nahrung, insbesondere Blattgemüse und Obst) *ausgleichend auf die Verdauung* Ihres Kindes einwirken. Diese Nahrungsmittel könnte man natürlich nicht einem Neugeborenen verabreichen, aber durch die Umwandlung in Milch kann der Säugling die abführenden Wirkstoffe problemlos aufnehmen. Umgekehrt können manche Nahrungsmittel, vor allem die Genußmittel, die Sie zu sich nehmen, Ihrem Baby schaden. Diese Zusammenhänge herauszufinden, erfordert manchmal viel Geduld und eine gute Beobachtungsgabe. (Siehe „Ernährung der Stillenden")

Auch für die Mutter bietet das Stillen nur Vorteile. Untersuchungen haben ergeben, daß das Stillen bei Frauen, das Risiko an Brustkrebs zu erkranken, drastisch reduziert. Wochenbettdepressionen entwickeln sich weniger drastisch, und das sogenannte „Bonding" tritt schneller und intensiver ein. Außerdem werden durch die Milchproduktion die körpereigenen Fettdepots, die sich in der Schwangerschaft angesammelt haben, aufgebraucht. Dadurch gewinnen Sie ihre ursprünglichen Körperproportionen leichter zurück, und es tauchen weniger Gewichtsprobleme auf. Beim Stillen bildet sich auch die Gebärmutter schneller zurück, und die Blutungen nach der Geburt hören durch die stärkeren Kontraktionen eher auf.

Zusammensetzung der Muttermilch

Die Muttermilch ist je nach Entwicklungsstadium des Neugeborenen anders zusammengesetzt. Schon während einer Brustmahlzeit variiert die Milchqualität. Die anfängliche Milch (Vormilch), die das Kind bei einer Stillmahlzeit erhält, ist eher dünn und somit durststillender. Richtig satt wird das Kind erst durch die cremigere Milch am Ende der Mahlzeit (Hintermilch).
Die Muttermilch enthält hohe Anteile an **Laktose, Cystin, Cholesterol** und **speziellen Fettsäuren,** alles Substanzen, die in der Kuhmilch in dieser Konzentration nicht vorhanden sind.
Sie enthält 2 - 10mal soviel **Vitamin A, C, E und K** wie Kuhmilch. Vitamin K wird den Säuglingen routinemäßig in den Entbindungskliniken nach der Geburt verabreicht. Gestillten Säuglingen müßte dieses Vitamin daher eigentlich nicht zugeführt werden. Als Medikament steht es im Verdacht, Krebs auszulösen und darf nicht mehr gespritzt werden. Jetzt wird es in Tropfenform verabreicht.

Der Mensch meint immer, gegen die wunderbar funktionierende Natur etwas unternehmen zu müssen. Die Forschungen bei verschiedenen Arten von Säugetieren haben ergeben, wie perfekt die Zusammensetzung der Milch auf die Bedürfnisse und die Umweltbedingungen der Tierkinder abgestimmt ist. Dazu ein Beispiel: Die Robbenmilch in der Antarktis enthält 60 % Fett, da ein Robbenjunges innerhalb von 10 Tagen das Doppelte seines Gewichtes erreicht haben muß, um in der Kälte der Antarktis überleben zu können. Auch ein gestilltes Menschenkind erreicht sein Geburtsgewicht schneller wieder als ein Flaschenkind.

Der **Eisengehalt** in der Muttermilch ist zwar geringer als in der Kuhmilch, aber auch das hat seine Bedeutung. Das Neugeborene hat schon im Mutterleib für die nächsten 6 bis 9 Monate genügend Eisenreserven erhalten. Außerdem enthält die Muttermilch das Enzym **Laktoferrin**, welches die vollständige Resorption dieser geringen Eisenmenge ermöglicht. Zuviel Eisen in den ersten Monaten wirkt sich nachteilig auf das Wachstum aus. Kuhmilch enthält kein Laktoferrin. Es wird daher der Kunstmilch als *synthetisches Enzym* zugesetzt. Aber künstliche Enzyme vermögen die natürlichen nicht zu ersetzen.

Im Gegensatz zu Kuhmilch, die für die Herstellung von künstlicher Babymilch verwendet wird, enthält Muttermilch mehr Zucker und weniger Eiweiß und Mineralien. Obwohl die heutige Babynahrung an die unterschiedlichen Bedürfnisse des Säuglings angepaßt (adaptiert) ist, ist zu überlegen, ob es nicht besser ist, lebendige Nahrung in Form von *Esels-, Schaf- oder Ziegenmilch* zu füttern. Diese Milcharten sind der Muttermilch ohnehin ähnlicher als Kuhmilch. Die Forschungen über die Verträglichkeit der Kuhmilch basieren vor allem auf homogenisierter und pasteurisierter Milch, die allein durch diese Konservierungsmaßnahmen schwerer verdaulich ist. Sie löst im Dickdarm Gärungsprozesse aus, wodurch sich die Allergiebereitschaft erhöht.

Die Muttermilch enthält ***Abwehrstoffe*** gegen alle Kinderkrankheiten, außer Keuchhusten und Röteln, und schützt vor allergischen Reaktionen, wie z.B. Neurodermitis, Heuschnupfen und Milchallergie. Zudem leidet ein gestilltes Kind weniger unter Darmstörungen und Atemwegsinfekten. Die Kariesbildung ist geringer und die Kieferbildung ausgeprägter.

Das erste Anlegen an die Brust

Das Kind sollte am besten gleich nach der Geburt angelegt werden, also noch vor dem Baden, denn bis zu einer halben Stunde nach der Entbindung entwickelt sich der Saugreflex des Neugeborenen immer stärker, läßt dann nach und steigert sich erst nach 1 ½ Tagen wieder.

Wichtig: Oft wird das erste Anlegen durch einen falschen Nackengriff der Hebamme gestört, wodurch der Säugling irritiert wird und sich von der Brustwarze abwendet. Das Kind wird *am Hinterkopf* und nicht am Nacken gehalten.

Das Kolostrum

Dieses erste Anlegen ist deshalb von großer Wichtigkeit, weil erstens die Milchproduktion bei der Mutter angeregt wird, und zweitens das Kind die Vormilch, das Kolostrum, zu sich nimmt, welche schon während der letzten Wochen der Schwangerschaft abgesondert wurde. Das Kolostrum fördert den Abgang des „Kindspech" (Meconium), der Abfallprodukte, die sich während der Schwangerschaft im Kindsdarm angesammelt haben. Außerdem ist die Zusammensetzung des Kolostrums optimal den Bedürfnissen des Neugeborenen angepaßt. Es enthält viel Eiweiß und wenig Fett – in der reifen Muttermilch ist das Verhältnis genau umgekehrt – und verfügt über eine hohe Dosis Immunkörper. Dadurch beugt das Kolostrum Infektionen und Allergien vor. Kolostrum ist nicht in erster Linie als Nahrung gedacht, sondern eher als ein wertvolles, biologisches Mittel zur Unterstützung der Selbstheilungskräfte und Abwehr von Krankheitserregern. Außerdem enthält Kolostrum viel Vitamin A, E und K, weswegen Vitamin K keinesfalls in künstlicher Form als *Konakion* zugeführt werden muß.

Das Kolostrum reicht für die ersten Tage völlig als Alleinnahrung aus. In seltenen Ausnahmefällen, wenn die Mutter nicht verfügbar ist, kann etwas warmes Wasser aus der Flasche gegeben werden. Es muß nicht immer gleich ein Kräutertee gegeben werden. Bedenken Sie, daß alle Tees Heilmittel sind und manchmal sehr starke medizinische Wirkungen haben, die nicht unbedingt für jeden Körper erwünscht und zuträglich sind. Kleinkindern wird gerne **Fencheltee** gegeben. Der Fenchel hat eine heilsame Wirkung bei Blähungen, weil er mächtige Blähungen produzieren kann. Wenn Sie bei Blähungen gute Erfahrungen mit einem speziellen Tee, z.B. Fenchel, gemacht haben, dann lag gerade ein „Fenchel-Zustand" vor. Hier wird deutlich, daß die Heilwirkung des Fenchels auf dem Heilprinzip der Homöopathie beruht, denn schon so manches Kind geriet durch Fenchel- oder Kamillentee in eine Arzneimittelprüfung. Es bildete dieselben Symptome, die diese Pflanzen heilen. Mit warmem Wasser gehen Sie keine Gefahr ein, eine unerwünschte Wirkung auszulösen. Versuchen Sie reines Wasser zu bekommen. Es ist neutral und schmeckt gut.

Fallbeschreibung - Kamillentee
Verzweifelte Eltern ließen einmal einen deutschen Homöopathen nach Amerika einfliegen, weil sie mit ihrem Kind überhaupt nicht mehr zurechtkamen. Es war in einen hyperkinetischen Zustand geraten und nicht mehr zu bändigen. Der Homöopath setzte einfach den täglich verabreichten Kamillentee ab. Das genügte, um das Kind zu normalisieren.

Die Mutter und auch das Kind brauchen am Anfang nur wenig und vor allem leichte Nahrung, um sich von der Geburt erholen zu können. Durch häufiges kurzes Anlegen wird der Milcheinschuß beschleunigt, und es treten weniger Beschwerden, wie wunde Brustwarzen, pralle Brüste und Milchfieber, auf. Die Gebärmutter zieht sich besser zusammen, und die Blutungsgefahr wird herabgesetzt. Wenn der Säugling gleich nach der Geburt der Mutter auf den Bauch gelegt wird und saugen kann, wird bei Mutter und Kind das überlebenswichtige „Bonding", eine harmonische und enge Verbundenheit, gefördert.

Das Einschießen der Milch

Die Milch schießt gewöhnlich ein bis drei Tage nach der Geburt ein. In Ausnahmefällen kann es bis zu fünf Tagen dauern. Es ist eventuell mit Schwellung der Lymphdrüsen im Kopf- und Halsbereich verbunden. Das Brustgewebe selber schwillt stark an, wodurch ein unangenehmes, manchmal sehr schmerzhaftes Druckgefühl entsteht. Wenn Sie von Anfang an Ihr Kind immer wieder anlegen, jedoch zur Verhütung wunder Brustwarzen nicht länger als zehn Minuten an jeder Seite, schießt die Milch meist nicht so plötzlich ein, der Prozeß ist nicht so schmerzhaft, die Leber des Kindes wird weniger belastet, und damit kann unter Umständen einer Gelbsucht vorgebeugt werden. Es ist ratsam, vor dem Milcheinschuß weniger zu trinken und, je nach Bedürfnis, kalte oder warme Umschläge zu machen. Entspannen Sie sich einfach und freuen Sie sich, daß die Milch kommt! (Siehe auch

„Milchspendereflex") Bei *verzögertem Milcheinschuß* kann ***Agnus castus*** C 200 den Milchfluß anregen.

Ist die Frau in dieser Zeit *sehr weinerlich*, ist ***Pulsatilla*** C 200 angezeigt. ***Pulsatilla*** kann auch gegeben werden, wenn die Milch irgendwann später ohne Grund plötzlich versiegt. Meist reicht eine Gabe.

Fieberhafter Milcheinschuß

Nicht selten ist der Milcheinschuß mit Schmerzen und erhöhter Temperatur, Schüttelfrost, Hitze und Fieber verbunden, man nennt es dann „*Milchfieber*". Das häufige Anlegen des Kindes und sanftes Ausstreichen reicht oft, um die Brustsymptome nicht zu stark auftreten zu lassen. Wenn das nicht genügt, kommen ***Belladonna*** und ***Aconit*** in Frage. Die Mittel sind unter Brustentzündung beschrieben.
Möglicherweise muß ***Arnica*** danach gegeben werden. ***Arnica*** ist auch die beste *Prophylaxe gegen Milchfieber*.

• Dosierung: C 200, alle 2 Stunden, einen Schluck.

Sollte der Milcheinschuß so schmerzhaft sein, daß ein Stillen unmöglich erscheint, kommen die unter „*Brustentzündung*" erwähnten Mittel in Betracht. Die harten Brüste können mit warmem Wasser oder unter der Dusche ausgestrichen werden. Keinesfalls sollten die Brüste beim ersten schmerzhaften Milcheinschuß abgepumpt werden, da so die Milchproduktion nur noch weiter angeregt wird. Lieber die Flüssigkeitsaufnahme reduzieren, sanft ausstreichen und das passende homöopathische Mittel auswählen.

Der Milchspendereflex

Für eine erfolgreiche Laktation ist es wichtig, daß der Milchspendereflex gut funktioniert. Er bewirkt, daß die Milch frei fließt und nicht zurückgehalten wird. Es ist ein unwillkürlicher Vorgang, der automatisch abläuft, wenn keine widrigen Umstände ihn hemmen. Der Milchspendereflex ist eine komplizierte Kettenreaktion zwischen Mutter und Kind. Durch das rhythmische Saugen des Kindes wird ein Nervenpunkt direkt oberhalb der Brustwarze angeregt und leitet einen Reiz an die Hypophyse. Diese schüttet daraufhin die Hormone Prolaktin und Oxytocin aus. Prolaktin gelangt über die Blutbahn zu den Sekretionszellen (Alveolen) im Brustdrüsengewebe. In den Alveolen wird daraufhin die Milch mit all ihren Nährwerten gebildet. Das Oxytocin wird in die kontrahierbaren Muskelzellen transportiert, die die Alveolen umschließen, und sorgt dafür, daß die Milch aus den Alveolen in die Milchgänge gepreßt wird. Dieser Vorgang wird als prickelnde Spannung oder Wärme empfunden, und geht mit dem Fließen der Milch in die Entspannung über. Manchmal setzt der Reflex schon ein, wenn die Mutter ihr Kind vor Hunger weinen hört oder wenn die Zeit zum Stillen da ist. Es kann sogar vorkommen, daß die Milch in hohem Bogen aus der Brust schießt.

Eine sterile Krankenhausumgebung kann einen ungünstigen Einfluß auf die Mutter und somit auf den Milchflußreflex ausüben. Wenn Gefühle, wie Angst, Scham oder Aufregung, ausgelöst werden, besonders bei Frauen mit wenig Selbstvertrauen, kann das den Milchflußreflex stören oder sogar das Einschießen der Milch verhindern. Bei diesen Frauen ist es wichtig, daß sie von ihren nächsten Vertrauenspersonen immer wieder zum Stillen motiviert werden und ihnen Rückenstärkung gegeben wird. Von Stillberaterinnen hört man, daß die Ehemänner manchmal eher dazu geneigt sind, vom Stillen abzuraten, sobald die ersten Probleme auftauchen: „Tu Dir das doch nicht an, dann geht es eben nicht. Flasche geben ist doch viel einfacher!!“
Hier sollten Sie sich lieber bei einer erfahrenen Freundin Rat holen, die die ersten Stillhürden überwunden und es geschafft hat zu stillen.

Die Behandlung eines mangelhaften Milchflußreflexes ist die gleiche wie bei „Unterdrückter Milch“.

Milchbildung

Vielleicht beschäftigt Sie schon vor der Ankunft Ihres Kindes die Frage, ob Ihre Brust eine ausreichende Milchmenge produzieren kann. Die Größe der Brust ist dafür nicht maßgeblich, denn die Brustdrüse besteht nicht nur aus milchbildendem Drüsengewebe, sondern enthält daneben Fett und Stützgewebe. Je reichlicher das Drüsengewebe vorhanden ist, umso mehr Milch kann gebildet werden. So läßt sich erklären, warum Frauen mit kleinen Brüsten in der Regel sehr gut stillen können und bei Frauen mit viel Fettgewebe unter Umständen wenig Drüsengewebe zur Milchbildung angelegt sein kann.
Die Milchbildung ist vor allem von der Entleerung der Brust durch das Stillen abhängig. Je mehr das Baby an der Brust trinkt, umso mehr Milch wird gebildet. Wenn die Brustwarzen empfindlich oder schon wund sind, soll das Kind nur etwa fünf bis zehn Minuten an jeder Brust trinken. Um die gleiche Menge Milch zu erhalten und die Milchproduktion zu stimulieren, muß es dafür öfter angelegt werden.
Durch Streß oder körperliche Anstrengung, besonders mit den Armen, geht die Milch zurück. Der Oberkörper ist warm zu halten; langärmelige Nachthemden begünstigen den Energie- und Milchfluß. Es gibt neben der konstitutionellen homöopathischen Behandlung verschiedene Möglichkeiten, um die Milchproduktion wieder anzukurbeln. Vielen Frauen haben unsere „Milchbildungskugeln", deren Herstellung wir auf Seite 65 beschreiben, helfen können. Jedoch ersetzen sie, ebensowenig wie andere Hilfsmittel, nicht das richtige homöopathische Mittel, wenn eine tieferliegende konstitutionelle Schwäche vorliegt.
Natürlich haben viel Ruhe, eine harmonische Umgebung, entspannende Musik, Entlastung im Haushalt und vor dem Stillen etwas Flüssigkeit zu sich nehmen einen stimulierenden Effekt auf die Milchbildung.

BEHANDLUNG

Lecithin wird als Nahrungsmittelzusatz verwendet. Sie können es auch als homöopathisches Mittel einnehmen: ***Lecithinum D 3***, 3 x täglich 5 Tropfen. Es macht die Milch nahrhafter und paßt besonders gut, wenn die Frau nervlich sehr überlastet ist und Verlangen nach Stimulanzien, wie Wein und Kaffee, hat. Es baut die Frau auch nach akuten Krankheiten oder bei Anämie und Schlaflosigkeit wieder auf.

Auch ***Alfalfa-Urtinktur,*** 3 x täglich 5 Tropfen, regt die Milchbildung an.

Milchbildungsfördernd sind:

- Erdbeerblättertee, Brennesseln, frisch oder getrocknet, die Blätter können im Mörser zu feinem Pulver verrieben werden und aufs Butterbrot oder über Speisen gestreut werden
- Anis, Koriander, Fenchel, Kümmel kauen oder gemahlen auf oder im Brot bzw. als Tee, evtl. wenige Tropfen ätherisches Öl in die Massagemischung zum Einreiben der Brüste
- frische rohe Fenchelknollen, frischer Dill
- Süßkartoffeln
- Gerste, Gerstentrunk
- Alfalfa (Luzerne) als Sprossen, das Kraut als Tee oder Urtinktur

Die Ernährung der stillenden Mutter

Mit der richtigen Ernährung können Sie Ihrem Baby manche quälenden Verdauungsprobleme ersparen, denn alles, was Sie zu sich nehmen, geht direkt in Ihre Milch über. Viele Frauen werden ihren Speiseplan umstellen müssen, und daher beginnen Sie am besten schon in der Schwangerschaft mit der Umgewöhnung Ihrer Geschmacksnerven. Die Stillzeit ist eine einmalige Gelegenheit, sich von Grund auf gesund zu ernähren. Manche Babys sind so sensibel, daß sie sich gegen jeden Diätfehler der Mutter unverzüglich und lautstark zur Wehr setzen. Haben Sie z.B. Zwiebeln gegessen, so kann Ihr Baby bei der nächsten Brustmahlzeit schon nach wenigen Schlucken zu schreien anfangen, sich weigern weiterzutrinken und anschließend stundenlang unter quälenden Blähungen leiden, die durch nichts zu beseitigen sind. Wenn Sie das Prinzip von Ursache und Wirkung einmal an Ihrem Baby erlebt haben, wird Ihnen die Umstellung Ihrer Ernährung nicht als Verzicht, sondern als notwendiger Schritt zur Verbesserung Ihrer eigenen Gesundheit und der Ihres Kindes bewußt werden. Viele sind sich über die schädlichen Auswirkungen vieler gewohnter „Nahrungsmittel" überhaupt nicht bewußt. Wir erleben oft, wie dankbar Menschen über ihre neugewonnene Gesundheit sind, indem sie nur die tägliche Tasse Kaffee weglassen.

Das volle Getreidekorn enthält zwar viele lebenswichtige Mineralien und Spurenenelemente und ist damit gesünder als Auszugsmehl, es ist aber schwerer verdaulich und kann bei einigen Menschen Verdauungsprobleme hervorrufen. Diese Schwäche läßt sich, wie alle anderen Schwächen auch, homöopathisch behandeln. Wenn Sie auf Vollkorn nicht verzichten wollen, so sollten Sie den Frischkornbrei einige Stunden einweichen und dann mit Sahne statt mit Milch essen. Grundsätzlich sollte Obst nicht mit Getreide zusammen verzehrt werden, da diese Kombination schwerer verdaulich ist.

NAHRUNGSMITTEL

mit guter Verträglichkeit	*mit schlechter Verträglichkeit*
Kartoffeln	*Wundmachend bei Babys mit zarter, heller Haut:*
Süßkartoffeln	
Zucchini	Zitrusfrüchte
Kürbis, roh und gekocht	saures Obst, wie Johannisbeeren
gekochte Karotten	Tomaten
Sellerie	
gekochter Chicoree	*Blähungen verursachend:*
Spinat	
rote Beete, roh und gekocht	Vollkornprodukte
Hirse	Getreidekaffee
Reis	frisches Hefebrot
Keimlinge	Birnen
Nudeln	Kohl
Johannisbrot	Eier
Quinoa	Fleisch
Amaranth	Lauchgewächse
Dinkel	Rohkost (vor allem Paprika und Gurken)
Gerste	rohe Gemüse- und Obstsäfte
Mais	Hülsenfrüchte, Soja
Petersilie, Dill, Basilikum	Milch, Käse, Kefir
Sesam	
Sonnenblumenkerne	*Stimulierend wirken (Schlaflosigkeit, Hyperaktivität):*
Nüsse	alle Genußmittel:
Weizenkeime	Kaffee, Tee, Kakao,
alle Fette	Nikotin, Alkohol,
Kräutertee	scharfe Gewürze,
Küchenkräuter	Schokolade, Zucker

Stillhäufigkeit

Stillen im 4-Stunden-Rhythmus?

Diese technische Vorgehensweise wurde früher von vielen Kinderärzten und Hebammen empfohlen. Lassen Sie sich nicht durch überholte Meinungen in Büchern, die empfehlen, das Kind alle vier Stunden zu stillen, in die Irre leiten. Da Muttermilch leichter verdaulich ist, werden Brustkinder früher wieder hungrig als Flaschenkinder. Das Baby sollte an jeder Brust etwa 10 Minuten trinken. Sie geben zuerst die Brust, bei der es das letzte Mal aufgehört hat. Stillen Sie anfangs etwa achtmal am Tag. So wird der Milcheinschuß kontrolliert, und die Brustwarzen werden nicht so schnell wund. Stillen Sie Ihr Kind nach seinen eigenen, individuellen Bedürfnissen und denken Sie niemals daran, daß Sie es dadurch verwöhnen könnten, wie man früher glaubte.

Nicht jedes Schreien verlangt nach Nahrungsaufnahme. Durch zu häufiges Anlegen droht auch hier die Gefahr der Überfütterung bzw. der Kreislauf der Blähungen wird in Gang gesetzt und gefördert. Nach einigen Wochen bis Monaten pendelt sich der Stillrhythmus von allein ein. Das Kind sollte dann nachts, je nach Persönlichkeit mehr oder weniger, durchschlafen. Falls das nicht der Fall sein sollte, kann das richtige homöopathische Mittel behilflich sein. Ein gestilltes Kind braucht bis zum *6. - 8. Monat keine zusätzliche Nahrung* oder Tee, es sei denn, Tee ist wegen großer Hitze oder einer Krankheit (z.B. Durchfall) angezeigt. Es empfiehlt sich, für Notzeiten Milch abzupumpen und portionsweise einzufrieren, wenn die Milch einmal zu reichlich fließt.

Wenn ein Kind sich gut entwickelt, ist es nicht notwendig, es täglich auf die Waage zu legen. Allerdings sollte darauf geachtet werden, daß es genügend Wasser läßt. *Trockene Windeln* sind ein Hinweis dafür, daß es nicht genügend Milch bekommt. Dies führt zu *Austrocknungserscheinungen*, die sich an den Lippen und den eingezogenen Fontanellen bemerkbar machen. Bei diesen Alarmzeichen muß unbedingt sofort behandelt werden.

Es gibt immer wieder Phasen, in denen das Kind besonders viel trinken möchte. *Zweifeln Sie jetzt nicht daran, genug Milch zu haben!* Es handelt sich um Wachstumsschübe, die mit großer Wahrscheinlichkeit mit sechs Wochen und drei Monaten auftreten. Hier hilft nur vermehrtes Anlegen, viel trinken und geduldig einige Tage bis zu einer Woche abzuwarten, bis sich wieder genügend Milch gebildet hat, die auf die neuen Bedürfnisse des Kindes optimal abgestimmt ist. Auch zwischendurch wird es immer wieder Tage geben, wo Sie, je nach Milchproduktion, mit Ihrer Flüssigkeitsaufnahme hin- und herjonglieren müssen.

Stillprobleme

Lassen Sie sich nicht den Mut nehmen, wenn die Voraussetzungen zum Stillen anfangs nicht optimal scheinen. Wenn der Wille zum Stillen da ist, ist es auch fast immer möglich, denn man kann vieles durch die Homöopathie oder andere Maßnahmen in Ordnung bringen.
Es gibt einige Gründe, die ein erfolgreiches Stillen anfangs unmöglich erscheinen lassen. Auf diese werden wir als erstes eingehen.

Eingezogene Brustwarzen

Für das Baby ist es nicht leicht, die Hohl- oder Flachwarzen, die zudem sehr empfindlich sind und leicht wund werden, richtig zu fassen. Mittels Homöopathie können sich die Warzen jedoch normalisieren. Zusätzlich ist eine Abhärtung mit Wurzelbürstenmassagen oder Kaltwasserduschen zu empfehlen. Es ist gut, mit der Pflege und Behandlung der eingezogenen Brustwarzen schon vor einer Schwangerschaft zu beginnen, aber selbst nach der Geburt ist es noch nicht zu spät.

Durch einen einfachen Test können Sie selber feststellen, ob Ihre Brustwarzen für das Kind gut zu fassen sind: Wenn Sie mit Daumen und Zeigefinger auf den Rand des Warzenhofes drücken, bleibt die normale Brustwarze hervorstehend. Eine *Flachwarze,* die bei einem Drittel der Frauen vorliegt, zieht sich dabei jedoch zurück. Die richtige *Hohlwarze* oder auch *Schlupfwarze* zieht sich nach innen und bildet einen Schlitz.

BEHANDLUNG

- Hohl- oder Schlupfwarze: ***Mercurius solubilis***
- Flachwarze: ***Silicea***
- Atrophie der Brust und Brustwarzen: ***Jodum oder Sarsaparilla***

• Dosierung: C 200, einmal täglich zwei Tropfen für 4 - 6 Wochen

MECHANISCHE MASSNAHMEN

Daneben können auch mechanische Maßnahmen eingesetzt werden. Eine *elektrische Pumpe* (bei Apotheken oder medizinischen Fachhäusern ausleihbar) oder *Brustschilder* (bei Stillgruppen erhältlich) ziehen die Warzen heraus. Die Frau sollte die Warzen vor dem Stillen herausdrehen, aber ein dauerhafter Erfolg ist so nur mühsam zu erringen. Sie können sich auch einen *BH* maßgerecht für Ihre Schlupfwarzen zurechtschneidern, indem Sie einfach vorne *Löcher hineinschneiden.* Dadurch werden die Brustwarzen nach außen gedrückt und durch das Reiben der Kleidung widerstandsfähig gemacht. Die Brustwarzen lassen sich auch gut durch Eiswürfel für das Stillen vorbereiten. Setzen Sie Ihre Brust soviel wie möglich Sonne und frischer Luft aus.

In einem alten indischen Buch fanden wir eine ganz einfache, jedoch gute Technik. Die Brustwarze wird herausgedreht und ein naturfarbener, dickerer, elastischer *Wollfaden zwei- oder dreimal um die Basis der Brustwarzen gewickelt.* (Keinen Baumwollfaden verwenden, weil sich dort leichter Bakterien ansammeln können.) Nun wird der Faden vorsichtig angezogen, aber nicht zu stark, um die Blutzirkulation nicht einzuschränken. Der Wollfaden kann viele Tage lang ständig getragen werden, ohne die mindeste Beeinträchtigung und mit einem dauerhaften, guten Ergebnis.

Wunde Brustwarzen

Das größte Problem bei empfindlichen Brustwarzen ist, daß die Wunden durch das Saugen immer wieder erneut gereizt werden. Es hat sich bewährt, die Brustwarzen nach dem Stillen nicht zu waschen und die Milch einfach an der Luft antrocknen zu lassen, denn auch der Zucker in der Muttermilch kann Wunden heilen. Der alte Homöopath Hering empfahl, nach jedem Stillen die Brustwarzen mit Puderzucker zu bestreuen, nachdem sie mit kaltem Wasser gewaschen wurden. Wenn die Brustwarzen richtig vorbereitet wurden, gibt es später wenig Probleme.

- Zur *Vorbeugung* und im *Anfangsstadium von Wundheit* ist es ratsam, die Brustwarzen nach dem Stillen mit ***Arnica*** C 200 zu betup fen.
- Bei fortgeschrittenen Fällen mit *Geschwürbildung* ist ***Castor equi*** D 6 hilfreich.
- Wenn die umliegenden Körperteile schmerzhaft wie wund sind ist ***Nux vomica*** angezeigt.

Wenn das nicht hilft, verbirgt sich dahinter eine konstitutionelle Schwäche, und folgende Polychreste (= Konstitutionsmittell) kommen in Frage:
Sulfur hat tiefe Risse, die bluten und *wie Feuer brennen*, vor allem nach dem Stillen.
Calcium carbonicum ist ähnlich schmerzhaft wie Sulfur, nur das Brennen steht nicht so im Vordergrund. Es besteht eine vermehrte Milchproduktion, die *Milch fließt leicht aus*, und die Brüste sind groß und schwer.
Lycopodium hat ähnlich Schmerzen wie Calcium und Sulfur. Es sind ausgeprägte geistige Symptome vorhanden. Die stillende Frau ist ehrgeizig und möchte alles besonders gut und richtig machen. Dieser selbst geschaffene *Leistungsdruck* hindert sie daran, sich zu entspannen. *Blutige Milch* (wie bei ***Chamomilla***) ist ein wichtiger Hinweis.

Tip: Wenn Sie sich zwischen den drei Mitteln schlecht entscheiden können, wählen Sie die Mittel in dieser Reihenfolge:

1. **Sulfur** 2. **Calcium** 3. **Lycopodium**

Die Mittel folgen so gut aufeinander und ergänzen sich in ihrer Wirkung.

Soor

kann durch das Baby beim Stillen auf die Mutter übertragen werden. Die Brustwarze wird wund und rissig, und das Stillen ist sehr schmerzhaft. Wenn beim Stillen *auch die andere Brust schmerzhaft* ist, ist ***Borax*** C 200 angezeigt.

• Dosierung: Vor jedem Stillen eine Gabe geben.

Verbesserung der Milchqualität

Muttermilch ist den Bedürfnissen des Kindes immer optimal angepaßt. Wenn die Milch schlecht schmeckt oder zu wenig Nährstoffe enthält, kann das ein Grund sein, daß das Kind die Muttermilch verweigert. In dem Fall muß die Mutter behandelt werden.

Es muß zuerst abgeklärt werden, ob die Mutter bestimmte Nahrungsmittel zu sich nimmt, die das Kind nicht verträgt oder die Milchbildung stören. Dazu gehören alle Genußmittel, blähende Speisen, wie frisches Brot, Lauch und Kohlgewächse, Getreidekaffee etc. Das führt zu einem schlechten Gedeihen des Babies, was sich aber erst über einen längeren Zeitraum bemerkbar macht, oder es löst massive, akute Probleme aus, wie Blähungen, Koliken und Allergien. Immer häufiger leiden schon Babys an Allergien. Denken Sie auch daran, daß eine *Allergiebelastung in der Familie eine Kontraindikation für Impfungen* darstellt. Häufig wird zu wenig darauf aufmerksam gemacht. Nach dem Impfen kann sich eine Allergiebereitschaft, z.B. auf Kuhmilch, Südfrüchte, Eier, Tomaten, Hafer, Schokolade, Soja entwickeln. Lassen Sie das vermutliche Allergen ein paar Tage aus Ihrer Nahrung weg. Sollte sich der Zustand des Babys dadurch nicht positiv verändern, ist eine homöopathische Behandlung angesagt.

BEHANDLUNG

Borax: Die Milch schmeckt schlecht, gerinnt schnell, ist dick und oft käsig. Spärlicher Milchfluß mit Stichen und Schmerzen in den Brüsten, so daß die Frau mit der Hand gegen die Brust drückt. Das Kind verweigert die schlecht schmeckende Milch.

- Dosierung: Wenn zwar wenig Milch vorhanden ist, sie aber ansonsten in Ordnung ist, wird ***Borax C 3–12***, dreimal täglich eine Gabe gegeben.
  Bei schlechter Milch, ***Borax C 200***, zweimal täglich eine Gabe.

Calcium carbonicum: Die Milch ist dünn und klar, sogar wäßrig, manchmal bläulich und schmeckt schlecht. Sie wird vom Kind abgelehnt. Entweder zu viel oder zu wenig Milch.

Calcium phosphoricum: Spärliche, dicke Milch, die salzig oder sauer sein kann. Brennende Schmerzen in der Brust.

Chamomilla: Käsige, blutige oder dünne Milch. Wichtig ist die psychische Verfassung der Stillenden: unruhig, verärgert, aufbrausend. Sie sagt, sie will und kann die Schmerzen nicht aushalten. Wichtigstes Mittel, wenn die Milch durch Ärger unterdrückt wird.

Kalium bichromicum: Fadenziehende Stücke und wäßrige Konsistenz der Milch.

Lachesis: Blaue, dünne Milch. Die Frau ist traurig und depressiv, sie fühlt sich verlassen, besonders beim Erwachen.

Mercurius solubilis: Die Milch ist spärlich und schmeckt schlecht. Die Brüste sind geschwollen, hart und fühlen sich roh an, ansonsten sind die allgemeinen Symptome ausschlaggebend.

Phytolacca: Blutige oder käsig-gelbe Milch, die Fäden zieht. Das Stillen kann sehr schmerzhaft sein. Die Brüste sind hart oder haben viele harte Knoten. Es hat ähnliche Symptome wie ***Borax***, doch bei ***Phytolacca*** kommt die Milch völlig zum Versiegen.
Achtung! Neigung zur Brustentzündung.

Rheum: Bittere, stark gelblich verfärbte Milch. Mutter und Kind haben schmerzhafte, sauer riechende Durchfälle.

***Silicea*:** Dünne Milch, unterdrückt.

- Dosierung: C 200, 2 - 4 x täglich eine Gabe

Rezept: **Milchbildungkugeln**

250 g Weizen
150 g Gerste
100 g Hafer

1 Handvoll gehackte Cashewnüsse
150 g Butter
150 g Muscovadozucker oder Rapadura oder Ursüße etc. (= roher Rohrzucker)

Das Getreide wird fein gemahlen. Rösten Sie das Mehl mit den Cashewnüssen in einem Topf an, bis es leicht braun wird und stark duftet. Geben Sie jetzt die Butter hinein und rühren Sie weiter, bis sie ganz geschmolzen ist. Als letztes fügen Sie den Zucker dazu und nehmen jetzt nach 10 - 15 Sekunden den Topf vom Feuer.
Um die Kugeln gut formen zu können, geben Sie 2 - 3 Eßlöffel Wasser hinzu. Formen Sie sie, solange die Masse noch warm ist. Die Kugeln sollten einen Durchmesser von 2,5 bis 3 cm haben.

Unterdrückte Milch durch emotionalen Streß oder Kälte

Alle Gefühlserregungen der Mutter werden durch die Muttermilch auf das Kind übertragen. Die Milchqualität kann darunter leiden, oder der Milchfluß kann gänzlich versiegen (siehe auch „Milchbildung").

Bryonia kommt in Frage, wenn die Milch durch eine *plötzliche Gemütserregung* verschwindet.Auch durch *Kälteeinwirkung* kann die Milch versiegen und sich eine Brustentzündung entwickeln.

Nach einem *heftigen Wutausbruch* der Mutter harmonisiert ***Chamomilla*** Mutter und Kind.

Wenn *Kälte* die Ursache für unterdrückte Milch ist, sorgt ***Dulcamara*** wieder für Ordnung im Wärmehaushalt. Die Brüste sind geschwollen, und die Brustwarzen wund und schmerzhaft.

Ein großer *Kummer* kann sich auf Körper und Seele schädlich auswirken. Die verhindert ***Ignatia***.
Eifersucht kann die Milch zum Versiegen bringen. ***Hyoscyamus*** bringt die Milch wieder zum Fließen.

Wenn die Milch plötzlich, scheinbar *ohne Grund,* wegbleibt, ist ***Pulsatilla*** wichtig. Eine weinerliche Stimmung ist aber immer vorhanden.
- Dosierung: Meist genügt eine Gabe, wenn Emotionen die Ursache sind. Bei Kälteeinwirkung können 2 - 3 Gaben am Tag notwendig sein.

Das Ausfließen der Milch (Inkontinenz)

Das Ausfließen der Milch vor der Stillzeit und bei unverhofftem Milcheinschuß zwischen den Stillzeiten ist eher die Folge einer Schwäche der Milchgänge sowie der Schließmuskeln als weniger das Zeichen eines Milchüberschusses.

Wenn die Milch sehr reichlich ausfließt (siehe auch „Milchqualität") und *beim Stillen die andere Brust schmerzt*, ist ***Borax*** angezeigt.

Bei einer allgemeinen Bindegewebsschwäche wird eher ***Calcium carbonicum*** zum Einsatz kommen.

- Dosierung: C 200, 1 x täglich eine Gabe, bis das Problem beseitigt ist.

Maßnahmen zur Vermeidung eines Milchstaus

- Die Brust warm halten, beim Stillen vor Kälte und Zugluft schützen. Langärmelige Nachthemden tragen, die die Ellbogen bedecken.
- Einschnürende Kleidungsstücke oder Gurte von Babytragebeuteln entfernen.
- Keine schwere Arbeit mit den Armen verrichten.
- Den Abstand zwischen den Stillzeiten nicht zu groß werden lassen, da eine übervolle Brust schwerer entleert wird. Bei vollen, gespannten Brüsten das Baby notfalls auch mal im Schlaf stillen.
- Für eine ruhige Stillatmosphäre sorgen, damit das Kind die Brust austrinkt und nicht abgelenkt wird.
- Bei einem Milchstau Ruhe bewahren. Angst vor Schmerzen und Unsicherheit begünstigen den Stau. Stellen Sie sich einfach vor, daß Sie eine immer sprudelnde Quelle sind.
- Vermeiden Sie seelische Spannungen, Streß und Konflikte. (Behandlung und Vorbeugung siehe „Unterdrückte Milch“)
- Die Milchbildung drosseln, wenn das Kind während der Zahnung oder bei akuten Infekten wenig Appetit hat und die Brust nicht entleert: weniger trinken, keine milchbildenden Nahrungsmittel essen. Notfalls abpumpen, wobei zu beachten ist, daß jede Milchentnahme die Milchproduktion noch mehr anregt.
- Bei übervollen Brüsten lieber die Brust unter warmen Wasser ausstreichen als abzupumpen.

Brustentzündung

Versuchen Sie, alle Faktoren, die einen *Milchstau* auslösen können, rechtzeitig zu erkennen und zu beheben. Auf diese Weise können Sie am besten einer Brustentzündung (Mastitis) vorbeugen. Ein Milchstau macht sich durch eine schmerzhafte Verhärtung der ganzen Brust oder von Teilbereichen bemerkbar. Bei einer Entzündung werden diese Teile rot, hart, heiß und sehr schmerzempfindlich. Wenn nicht rechtzeitig behandelt wird, kann es im weiteren Verlauf zur Eiter- und Abszeßbildung kommen. Eine Brustentzündung wird in der Schulmedizin mit Antibiotika behandelt. Häufig ist dies ein Grund zum Abstillen oder vorübergehendem Abpumpen der Milch, da unter der Einnahme der meisten Antibiotika nicht gestillt werden darf. Die Medikamente brauchen 14 Tage, bis sie aus dem Körper ausgeschieden sind. Fragen Sie Ihren Arzt oder in Stillgruppen nach verträglicheren Antibiotika, falls Sie sich für diese Behandlung entscheiden.

Mit der homöopathischen Behandlung kann das Kind *bedenkenlos weitergestillt werden*. Mutter und Kind bilden in den ersten Wochen nach der Geburt noch eine Einheit, daher hilft oft beiden dasselbe Mittel. Die schulmedizinische Behandlung des Abszesses liegt in der chirurgischen Eröffnung. Mit der Homöopathie geht es sanfter. Der Eiter wird wieder vom Körper resorbiert oder entleert sich gegebenenfalls nach außen.

BEHANDLUNG

Prophylaxe: ***Arnica*** *prophylaktisch* nach der Entbindung ein paar Tage gegeben, beugt einigen Beschwerden vor. Wenn es nicht schon vorher routinemäßig gegeben wurde, dann ist es jetzt häufig angezeigt.
Die *Wundheit* ist das Leitsymptom von Arnica: Völlegefühl, Härte und Wundheit der Brüste. Die Frau schützt die Brüste sehr ängstlich gegen jede Stoßmöglichkeit. Arnica innerlich in potenzierter Form und äußerlich als Salbe aus der verdünnten Tinktur – ein altes Hausmittel

– erleichtert sehr. Hier möchten wir jedoch Arnica als Potenz bis zur C 200 für die äußerliche Anwendung empfehlen. Die Wirkung ist erstaunlich viel schneller und besser als in der Urtinktur.

Wenn *heftigere Fiebersymptome plötzlich auftreten,* kündigt sich ***Aconit*** an. Die Haut ist trocken und heiß, die Brüste hart und knotig. Die Frau ist unruhig und entmutigt. Sie macht sich viele Sorgen, ist ängstlichen Gemütes und traut sich z.B. nicht, sich zu bewegen. Hilfreich ist es für sie, wenn ihre Umgebung Ruhe bewahren kann und sie unterstützt, sonst entstehen bei ihr *Panikgefühle.* Den geringsten Vertrauensverlust, nicht genügend Glauben oder Angst, spürt die Stillende, die Aconit braucht, und die Panik steigt bei ihr hoch.

Bryonia gehört ebenfalls zu den Mitteln, die bei den akuten Beschwerden nach der Entbindung häufig in Frage kommen. Das *Ruhebedürfnis, sich nicht bewegen wollen,* ist der Leitgedanke bei Bryonia. Jede Bewegung wird mit Widerwillen ausgeführt und verschlimmert auch entsprechend die Beschwerden. Es folgt ***Aconit*** gut, wenn Aconit am Anfang des Milchfiebers nur teilweise geholfen hat. Die Unruhe wandelt sich dann in Bewegungsunlust, zusätzlich können Beklemmung der Brust und heftige Kopfschmerzen eintreten. Die Bryonia-Frau ist meist *obstipiert.* In der Regel hat sie einen *trockenen Mund* mit Durst oder Durstlosigkeit.

Wenn die *Erschütterung* eine Verschlimmerung bewirkt, ist Belladonna angezeigt. ***Belladonna*** ähnelt aufgrund ihrer örtlichen Symptomatik ***Bryonia*** sehr. Oft fällt es jedoch schwer, zwischen beiden Mitteln zu unterscheiden. Das fehlende Ruhebedürfnis ist dann der Hinweis für Belladonna.

Bei *großer, nervöser Aufregung* ist ***Chamomilla*** das Mittel der Wahl. Die Brüste sind wund, die Brustwarzen entzündet, die Frau unruhig, *gereizt und trostlos.*

Sehr heftige Schmerzen in, welche durch die Brüste und Milchgänge über die Achseln zum Arm hin ziehen, werden von ***Phellandrium*** geheilt.

Pulsatilla hat meist eine heftige Symptomatik. Die Brüste sind sehr geschwollen und voll. Sie schmerzen sehr und fühlen sich wund an. Im Grunde genommen tut es der Stillenden *überall weh*, besonders an den angrenzenden Körperteilen. Sie braucht viel *frische Luft.* Sie ist durstlos oder will kleine Schlucke kalten Wassers oder Limonade trinken.

Rhus toxicodendron hat eine ähnliche Symptomatik wie Pulsatilla, mit rheumatischen Schmerzen im ganzen Körper. Statt der weinerlichen Stimmung herrscht eine große Unruhe. Zusätzlich finden wir eine Steifheit der Gelenke, die nur durch ständige Bewegung ertragen wird.

• Dosierung: Alle 2 - 4 Stunden eine Gabe. Weitere wichtige Mittel bei Brustentzündung sind ***Hepar, Silicea, Phytolacca*** und ***Sulfur*** (siehe auch „*Selbstheilung durch Homöopathie*“).

Schwäche durch zu viel Stillen – Anämie

Wenn eine Frau sich durch das Stillen erschöpft und ausgelaugt fühlt, so braucht das nicht gleich ein Grund zum Abstillen zu sein, sondern diese Schwäche sollte schnell behandelt werden.
Als erstes Symptom zeigt sich schon früh ein Ziehen im Rücken, wenn das Kind gestillt wird, und nach dem Stillen stellt sich ein Gefühl der Leere und Erschöpfung ein. Bald folgt Appetitlosigkeit. Die Ernährung sollte leicht, aber nahrhaft sein, wenn der Magen mit betroffen ist.
Dieser beschriebene Zustand kennzeichnet das Arzneimittel ***China.***

Mit ***China*** C 200, anfangs 1 - 2mal täglich 3 Tropfen, später nur noch einmal täglich, wird die Stillende sich bald wieder wohl und kräftig fühlen.

Phosphoricum acidum paßt für eine Frau, der die Frische des Lebens fehlt. Sie ist durch das Stillen passiv und fast apathisch geworden. Erfrischende Getränke beleben sie eine Zeitlang. Trotz ihrer Teilnahmslosigkeit erfüllt sie jedoch weiterhin ihre Pflichten.

- Dosierung: C 200, anfangs 2 x täglich 3 Tropfen, später genügt die tägliche Gabe.

Schwermut beim Stillen

Fallbeschreibung

Ein junge Mutter hatte ihr erstes Kind bekommen. Einmal waren wir zufällig zugegen, als sie ihr Kind stillte. Wir bemerkten, wie sie immer in sich gekehrter wurde und zuletzt die Tränen nicht mehr zurückhalten konnte. Als wir sie fragten, ob es ihr nicht gut gehe, sagte sie, sie würde beim Stillen immer ganz traurig werden. Sie könne dies gar nicht verstehen, da sie doch sonst so glücklich über ihr Kind sei. Sie glaubte, dieser Zustand sei völlig normal und daß es allen stillenden Frauen so ginge. Als wir ihr erklärten, daß dies kein normaler Zustand sei, er aber gut mit der Homöopathie zu beheben sei, schaute sie uns nur ungläubig an. Wir gaben ihr ein Kügelchen **Pulsatilla** *C 200 zum Einnehmen, und fortan traten die Depressionen beim Stillen nie mehr auf.*

Abstillen

Der Zeitpunkt des Abstillens hängt von den körperlichen und seelischen Bedürfnissen von Mutter und Kind ab. In Phasen des Wachstums, der Zahnung oder bei Krankheiten soll nicht abgestillt werden. Günstig ist es, bei *Neumond* abzustillen, da der Körper auf Ausscheidung eingestellt ist und sich diese Phase gut zum Fastenbeginn eignet. Wichtig ist, die Stillphase so harmonisch wie möglich ausklingen zu lassen und nichts zu erzwingen. Mit Liebe, Geduld und Loslassen geht es am besten.

Es ist normalerweise nicht notwendig, zum Abstillen ein homöopathisches Mittel einzunehmen. Reduzieren Sie einfach langsam die Stillmahlzeiten und lassen Sie das Stillen über einen größeren Zeitraum hin ausklingen. Versuchen Sie Ihrem Kind nicht das Gefühl zu vermitteln, ihm die Brust zu verweigern. Das Kind muß *das Gefühl bekommen, daß es etwas Besseres dafür erhält*. Es soll das Abstillen nicht als Verzicht empfinden.

Dem Kind kann ***Calcium phosphoricum*** C 200, einmal täglich eine Gabe, das Abstillen erleichtern.
Auch die ***Herzchakra Essenz Goldiger Stern*** von Lage & Roy ist in dieser Übergangsphase hilfreich. Man gibt 2 x täglich 2 Tropfen auf etwas Wasser.

Wenn eine Frau abstillen muß, weil sie ihr Kind verloren hat, kann die Homöopathie ein großes Geschenk sein, denn die herkömmlichen Mittel, die zum Abstillen eingesetzt werden, führen zu äußerst unangenehmen Nebenerscheinungen. Hier kommt vor allem ***Pulsatilla*** zum Einsatz, denn es vermag die Milchresorption einzuleiten und gleichzeitig die Frau über den Verlust des Kindes hinweg zu trösten.
Das zweitwichtigste Mittel ist ***Lac caninum.***

- Dosierung: 2 - 3 Gaben in der C 200

Die Wochenbettmassage

Die Wochenbettmassage existiert in Indien wahrscheinlich schon seit Jahrtausenden, nämlich seitdem es die Ayurvedische Medizin gibt. Man findet sie dort sowohl in der ganz einfachen als auch in der hochentwickelten Form, der eine klare Gesetzmäßigkeit zugrunde liegt. Auch in anderen Ländern, z.B. Bulgarien, ist eine ähnliche, aber einfachere Form der Massage der Wöchnerin bekannt. Diese wunderbare Massage sollte auch bei uns bekannter werden.

Eine der Grundlagen vieler Heilwissenschaften in Indien bilden die Energiezentren im menschlichen Körper. Das dritte Chakra, „Sonnengeflecht" oder „Manipur" genannt, ist das Zentrum der Emotionen und befindet sich hinter dem Nabel. Dieses Zentrum herrscht über den gesamten Bauchraum und kontrolliert alle Funktionen der Verdauungsorgane. Daher wird diese Massage nicht nur im Wochenbett angewandt, sondern auch bei Krankheiten des Magen-Darm-Traktes, der Leber, Galle, Milz und des Pankreas. Jedoch sollte diese Massage bei Krankheiten des Verdauungstraktes nur von einem Erfahrenen ausgeübt werden, besonders wenn schwere Erkrankungen vorliegen.

Der Nabel steht im Mittelpunkt der Massage, und alle Bewegungen führen zu ihm hin. Dadurch werden die Energien dort gebündelt, und das dritte Chakra kann wieder die volle Kontrolle über diese Kräfte zurückerhalten. Die Energien werden harmonisiert, wodurch die Verdauungsorgane ihre Funktionen besser ausüben können und die Tätigkeit des gesamten Magen-Darm-Traktes reguliert wird. Alle Stauungen lösen sich auf. Ein zusätzlicher Effekt der Massage liegt darin, daß die Därme wie auch die gesamte Muskulatur geschmeidig und weich, jedoch gestrafft werden. Fettpolster werden abgebaut, und der Bauch erlangt seine ursprüngliche schöne Form zurück. Auch Störungen in den Unterleibsorganen werden in den meisten Fällen ausgeglichen. Als direkte Folge der Bauchmassage *erhält die Muttermilch* durch die optimale Funktion der Verdauungssäfte *eine sehr gute Qualität.*

Die Massage ist somit ein ausgezeichnetes Mittel, um Blähungen sowohl bei der Mutter als auch beim Säugling vorzubeugen. Sie ist sehr entspannend und erholsam für die Wöchnerin, und auch der Schlaf verbessert sich.

Massageöle

Für die Massage empfehlen wir die folgenden Öle oder Mischungen:

Olivenöl ist für den allgemeinen Aufbau der Zellen sehr geeignet.

Senföl wirkt regenerierend auf die Gefäße, besonders bei Schwangerschaftsstreifen.

Sesamöl erwärmt den ganzen Körper, besonders in der kalten Jahreszeit. Es sollte nicht mit Senföl gemischt werden, da sich die beiden Öle schlecht miteinander vertragen.

Mandelöl hat eine regenerierende Wirkung auf Gehirn und Nerven.

Sonnenblumenöl übt eine beruhigende Wirkung auf die Nerven aus.

Weizenkeimöl enthält viel Vitamin E, welches aufbauend auf die Fortpflanzungsorgane wirkt. Außerdem regeneriert und pflegt es die Haut.

Als Mischung empfehlen wir:

Olivenöl als Grundöl	50 %	50 ml
Sesam- oder Senföl + Sonnenblumenöl je	20 %	40 ml
Mandelöl	10 %	10 ml
Solarplexus Chakrablütenessenz von Lage & Roy		10 Tropfen

Dauer der Massage

Die Massage wird einmal täglich bis zum 40. Tag nach der Geburt durchgeführt und dauert etwa eine 3/4 Stunde. Es ist natürlich optimal, diese Massage zu einer Lebensgewohnheit werden zu lassen und sie danach weiter durchzuführen. Wenn es auch nicht täglich möglich ist, so doch wenigstens ein bis dreimal pro Woche.

Die beste Zeit für die Massage ist frühmorgens gleich nach der Morgentoilette. Die Wöchnerin und der/die Masseur/se sollten beide noch nichts gegessen haben. Der Massierende kann allerdings etwa eine halbe Stunde vorher einen frischen Obstsaft oder einen verdünnten Zitronensaft (warm oder kalt) mit etwas Honig trinken. Jedenfalls sollte er keinen Kaffee zu sich nehmen oder Tees, die ihn aufputschen und die Energien aufwühlen. Die Partner sollten für eine harmonische Atmosphäre sorgen und sich durch innere Sammlung auf den Energieaustausch vorbereiten. Bei der Massage sollte der Massierende sich darauf konzentrieren zu spüren, wie die liebevolle, heilsame Energie durch seine Hände fließt.

Die Technik

Eine Handvoll leicht angewärmtes Öl wird sanft in den Nabel gegossen und dann mit beiden Händen zart über den gesamten Bauch verteilt.
Für die Massage wird die ganze Handfläche mit den Fingern eingesetzt. Die meiste Kraft geht von der Mitte der Hand aus. Es wird viel Kraft gebraucht, um einen festen Druck auszuüben, jedoch muß der Druck für die Frau immer angenehm sein und darf nicht den geringsten Schmerz auslösen. Über alle festen Stellen im Bauchraum wird daher nur sanft hinweggestrichen, hier lockert man den Druck der Hand sofort, um nach der Überwindung der Hindernisse gleich wieder in die Tiefe zu gehen.

Am Anfang ist eine Tiefenmassage noch nicht möglich, die Massage sollte behutsam an der Oberfläche der Hautschichten durchgeführt werden. Dabei wird so tief in den Bauch massiert, wie es die Spannung der Bauchdecke zuläßt. Nach einer Woche ist dann schon eine Bearbeitung der tieferen alten Strukturen im Bauch möglich. Nach einigen Wochen kann man bei schlanken Frauen sogar den ganzen Bauchraum fast bis zur Wirbelsäule hin durchmassieren.

Seien Sie als Masseur oder Masseuse vorsichtig und dringen Sie nicht zu schnell in tiefere Muskelschichten ein!

Lassen Sie sich immer von der *Bauchdeckenspannung* leiten. Ein zu abruptes Eindringen kann sich nachteilig auswirken, und es dauert einige Zeit, bis das Vertrauensverhältnis erneut so hergestellt ist, daß die Wöchnerin wieder bereit ist, sich zu öffnen. Es können körperliche Reaktionen, wie Verstopfung, Blähungen, Nahrungsmittelunverträglichkeit etc., ausgelöst werden. Emotional werden bewirkt, daß alte Muster, Erlebnisse, Ängste etc. zu einem Zeitpunkt aktiviert werden, zu dem die Frau noch nicht bereit ist, diese „zu verdauen“ und anzunehmen.

Massageanleitung

Die Wochenbettmassage besteht aus drei in sich abgeschlossenen Teilen und wirkt über Haut, Muskeln und Bindegewebe auf verschiedene Bereiche: Geist und Gemüt, Aura und Chakren.

1. Wirkung auf Geist und Gemüt

Der erste Teil dient der Auflockerung des Gewebes und wirkt sich somit sehr günstig auf das vegetative Nervensystem aus. Durch die Schwangerschaft und die meist nicht ohne Traumen verlaufende Geburt werden die Emotionen sehr aufgewühlt. Eine Frau kann nach der Geburt sowohl Tief- als auch Höhepunkte erleben, die ihren bisheri-

gen Erfahrungsschatz sehr erweitern. Das Wochenbett bietet eine große Gelegenheit, sich wieder zu fangen und sich von den Strapazen der Geburt zu erholen und gleichzeitig *neue Kraftreserven* zu bilden, die für einen selbst und das Kind dringend gebraucht werden.
Die Massage dient dazu, *gereizte Nerven zu beruhigen*. Die Frau erlangt ihre Frohnatur wieder zurück und kann noch liebevoller und auf eine natürliche Weise mit dem Kind umgehen.
Wenn die Massage vom Vater des Kindes ausgeführt wird, ist es für die junge Familie besonders beglückend. Eine der wichtigsten Entwicklungsmöglichkeiten der Massage ist die *neue Beziehung*, die zwischen Mann und Frau entsteht. Ihre *Liebesfähigkeit wird vergrößert*, und die Partnerschaft kann sich vertiefen. Viele Männer fühlen sich durch die Ankunft des Kindes etwas ins Abseits gedrängt. Durch die Bauchmassage bekommen sie das Gefühl, eine wichtige Funktion auszuüben, die für das Wohlergehen der neuen Familie sehr aufbauend ist.

Stellen oder knien Sie sich entweder seitlich neben die Wöchnerin, oder hocken Sie sich über die Beine der Wöchnerin, ohne diese allerdings zu drücken.
Zuerst gießen Sie vorsichtig eine Handvoll angewärmtes Öl in den Bauchnabel der Wöchnerin und lassen es kurz einwirken.

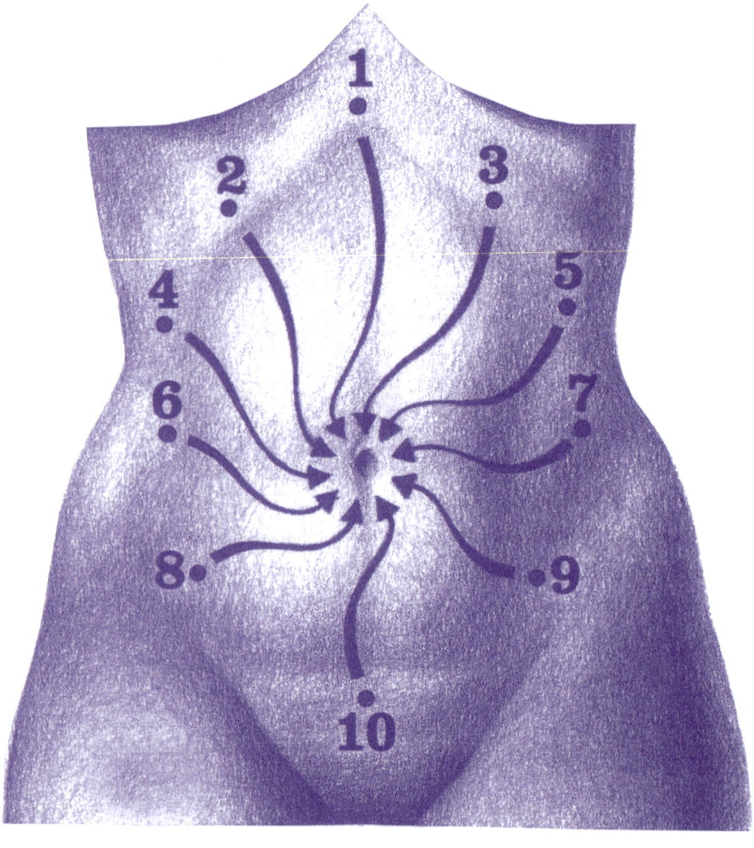
1
2
3
4
5
6
7
8
9
10

Abbildung 1

Die Massage wird anfangs an der Oberfläche des Bauchraumes ausgeführt. Das Öl wird zunächst großzügig verteilt. Dann führen Sie abwechselnd sanfte Streichbewegungen (etwa 5mal) von unterhalb des Brustbeines bis zum Nabel aus (siehe auch Abb.2). Die Bewegung endet nicht direkt im Nabel, sondern der Druck der Hand läßt kurz vorher nach, so daß sich die Hände über dem Nabel vom Körper lösen, um gleich wieder vom Brustbein abwärts zu massieren. Anfangs ist der Rhythmus langsam und bedächtig, je mehr sich die Frau entspannt, um so schneller wird der Rhythmus (Position 1).

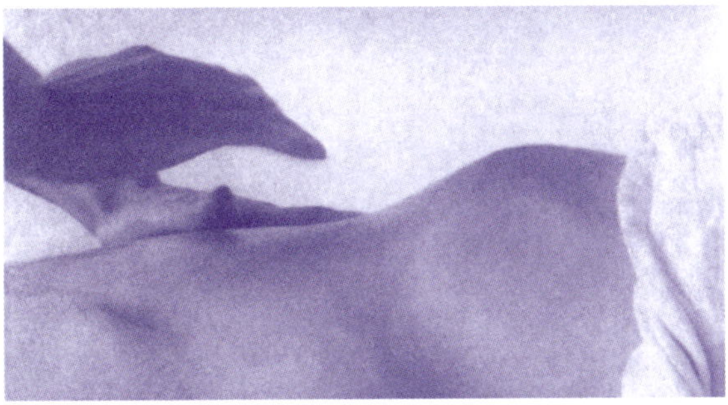

Abbildung 2

Die Hände tasten sich behutsam in tiefere Muskelschichten vor. Es wird nun von Position 1 ausgehend fächerförmig abwechselnd am rechten und linken Rippenrand bis zu Position 4 hinmassiert. Mit der rechten Hand wird die linke und mit der linken die rechte Seite der Wöchnerin massiert.

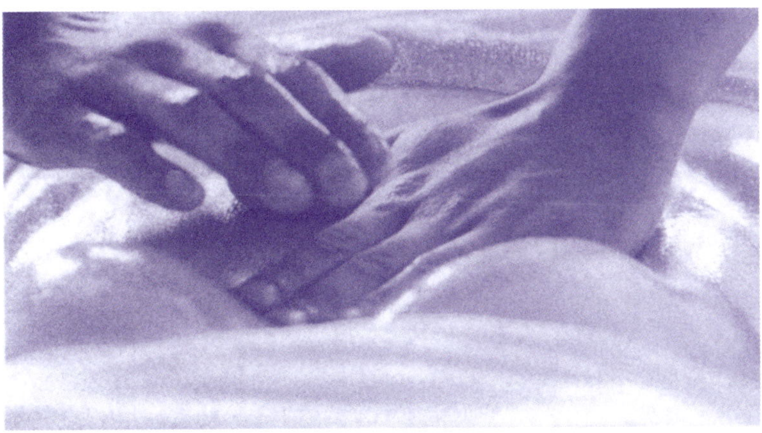

Abbildung 3

Ab Position 4 werden beide Hände gleichzeitig auf einer Seite des Bauches eingesetzt. Greifen Sie nun mit der linken Hand unterhalb des rechten Rippenbogens fast bis zur Wirbelsäule und ziehen Sie dann Ihre linke Hand in Richtung Nabel. In der Zwischenzeit hat Ihre rechte Hand den Platz der linken übernommen. Anfangs üben Sie sanften Druck aus, später stärkeren. Dieselben Streichbewegungen führen Sie auch, beginnend mit der rechten Hand, auf der linken Seite aus. (Position 4 + 5)

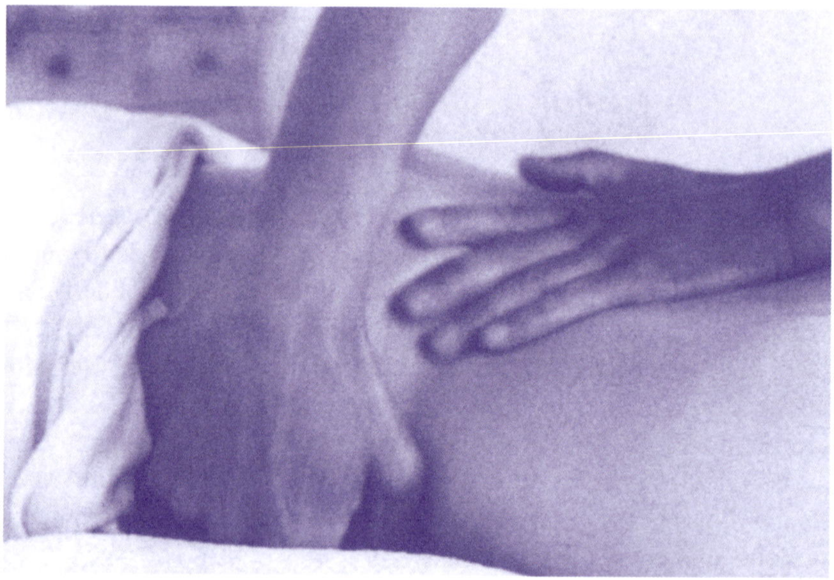

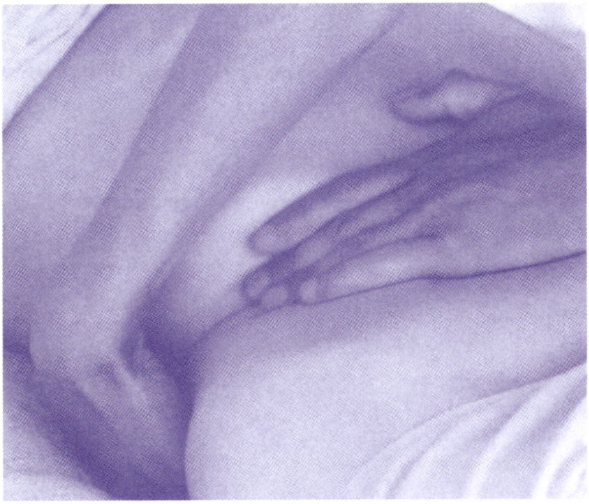

Abbildung 4 + 5

Sie massieren weiter abwechselnd die rechte und linke Seite des Bauches unterhalb des Rippenbogens zum Nabel hin. Die Mitte der Handfläche liegt am Ende der Bewegung immer über dem Nabel. Nachdem Sie jede Seite 5–10mal massiert haben, rücken Sie übergangslos zur nächsten Position vor. Die Anzahl der Streichbewegungen richtet sich nach der Muskelspannung der Wöchnerin. Ein Ölnäpfchen steht immer griffbereit, denn bis hierher dürfte die erste Ration Öl schon von der Bauchdecke resorbiert sein. Das Öl wird jetzt nicht mehr in den Nabel geschüttet, sondern direkt an der gewünschten Stelle mit verstrichen. Achten Sie stets darauf, daß *die Haut nicht trocken wird*!

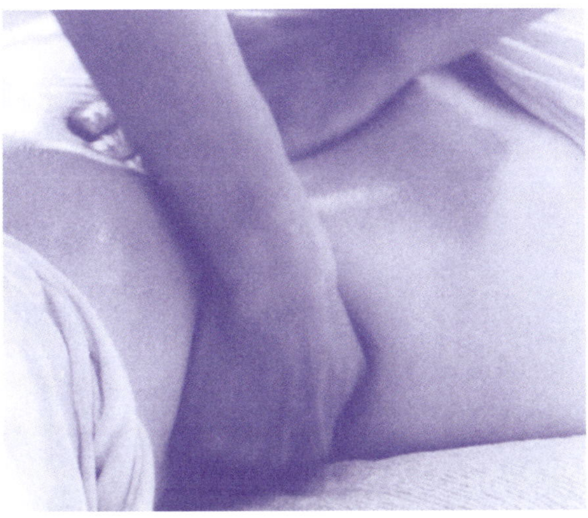

Abbildung 6 + 7

Massieren Sie jetzt die linke und rechte Taille (Position 6 + 7) und anschließend den Beckenkamm (Position 8 + 9) auf die gleiche Weise, wie vorher beschrieben.

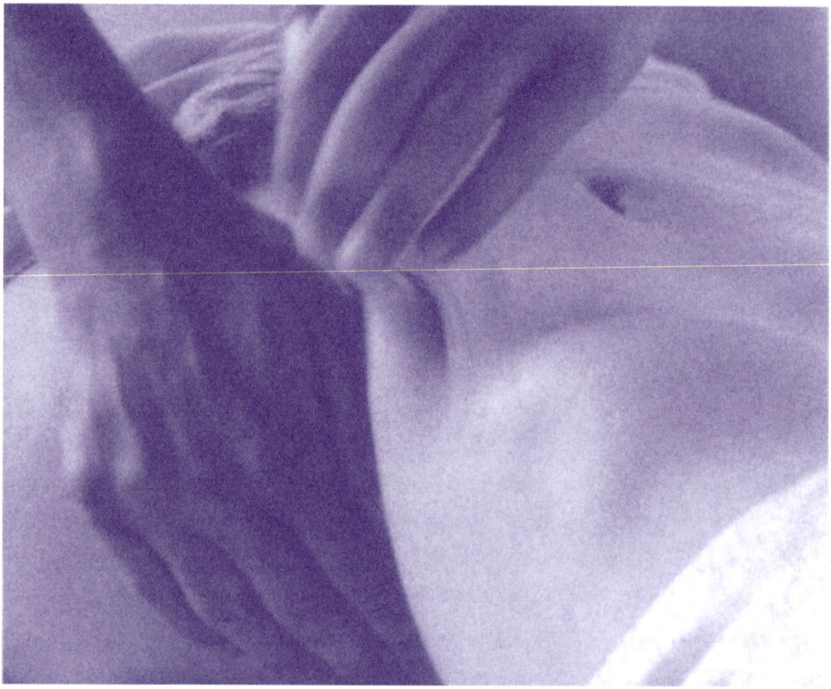

Abbildung 7

Die Streichbewegungen, die vom Beckenkamm und den Lenden ausgeführt werden, führen zu einer Drehbewegung der Handfläche. Die rechte Hand liegt zuletzt in einem rechten Winkel zur Symphyse. Mit der Handfläche kann ein stärkerer Druck auf den Bereich oberhalb der Symphyse ausgeübt werden. Achten Sie darauf, nicht über den Nabel hinwegzumassieren. Nun rücken Sie zum Schambein vor und massieren diesen Bereich aufwärts in Richtung Nabel, anfangs mit weniger Druck als die übrigen Stellen und mit viel Fingerspitzengefühl 5 - 10mal. (Position 10)

Der erste Teil der Massage, in dem die gesamte Gewebestruktur aufgelockert wurde, endet hier. Das Öl sollte jetzt vollständig vom Körper resorbiert sein.

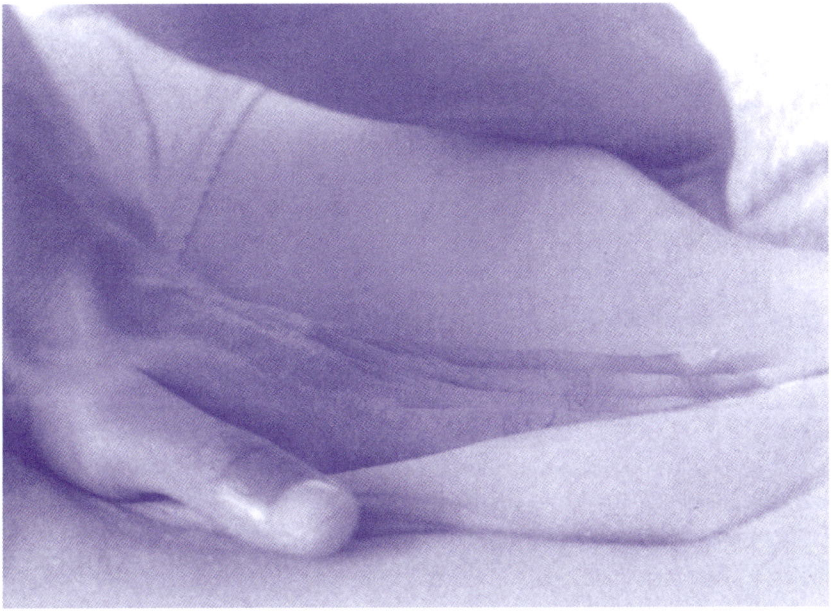

2. Wirkung auf die Aura

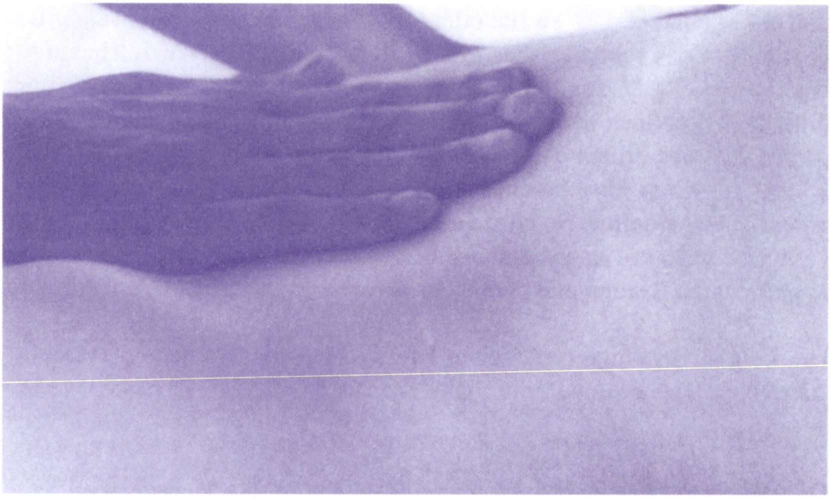

Abbildung 8 + 9

Im zweiten Teil wird die Aura um den Nabel herum zentriert. Führen Sie jetzt oberflächlichere Streichbewegungen durch, die sternförmig von außen nach innen fließen, wobei diese sanften Bewegungen nun jeweils direkt über dem Nabel enden. Massieren Sie niemals vom Nabel weg! Stellen Sie sich vor, daß Sie mit diesen zentrierenden Bewegungen die gesamte Energie, die durch die Massage der tiefen Schichten aktiviert ist, zum Nabel hin bündeln und ordnen.

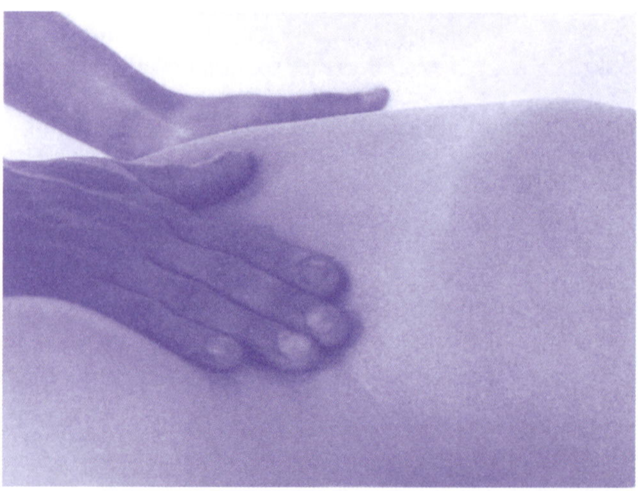

3. Wirkung auf die Chakren (Energiezentren)

Im dritten Teil geht es um die Loslösung des dritten Chakras vom zweiten und ersten Chakra. Das zweite oder *Geschlechtschakra* steht in seiner Bedeutung für das *schöpferische Potential*, das erste oder *Wurzelchakra* für die *Lebenskraft*. Während der Schwangerschaft und Geburt wird viel Energie vom dritten Chakra nach unten ins zweite und erste Chakra abgeleitet. Das Ziel des dritten Teils der Massage ist, dem dritten oder Nabelchakra wieder zu seiner Unabhängigkeit und damit zu seinem vollen Energiepotential zu verhelfen. So wird gewährleistet, daß der Energiefluß wieder, vom Wurzelchakra ausgehend, nach oben fließen kann, anstatt nach unten abgezogen zu werden und damit „im Sande zu verlaufen".

Die Folgen eines unterbrochenen Kreislaufes sind *Müdigkeit, Antriebsschwäche, Depressionen* und vieles mehr. Dies betrifft insbesondere die Wöchnerin.

Die Bauchmassage kann jedoch grundsätzlich für alle Menschen hilfreich sein, da eine gewisse Menge an Energie immer nach unten abgezogen wird, wo sie auch außerhalb der Schwangerschaft zu mannigfaltigen Störungen führt, z.B. *Kreuzschwäche, Unterleibsstörungen* etc. Das Grundproblem liegt darin, daß die schöpferische Energie des zweiten Chakras nicht zweckmäßig genutzt werden kann. Dies wirkt sich auf der geistigen Ebene folgendermaßen aus. Statt uns von innen schöpferisch leiten zu lassen, kreieren wir nur Vorstellungen, die der Natur nicht entsprechen. Wir ahmen sie nur nach und schöpfen so nicht aus uns heraus, sondern *sind lediglich Imitatoren*.

Das gleiche gilt für das erste Chakra, nur geht es hier nicht um die Schöpfungskraft als kreatives Potential, sondern um die Lebenskraft.

Abbildung 10

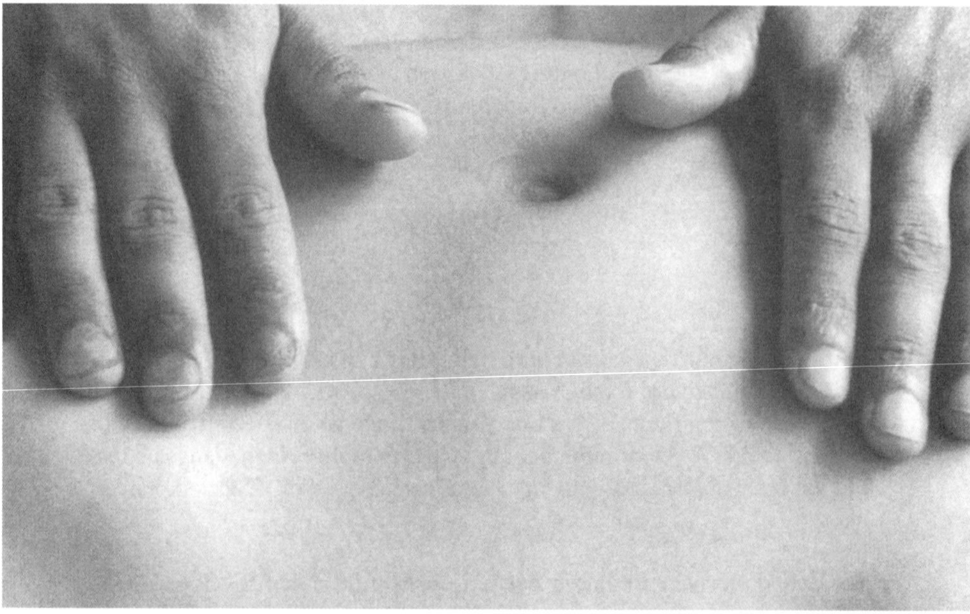

Abbildung 11

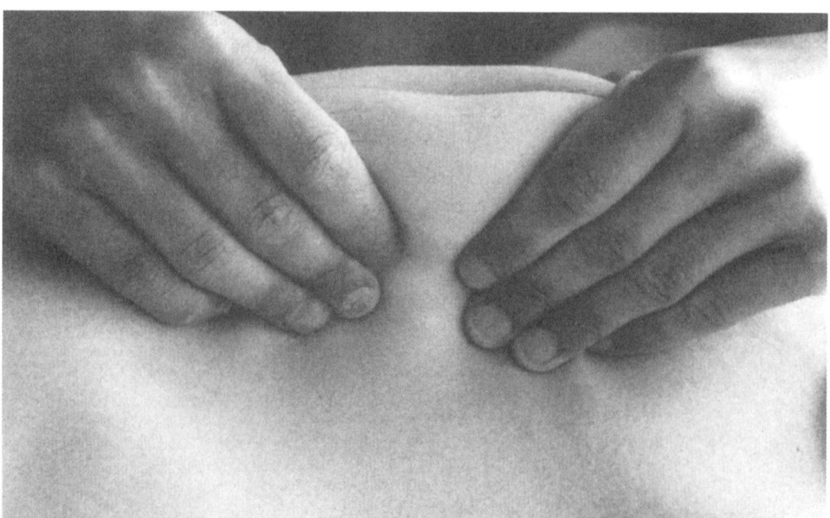

Abbildung 10
Setzen Sie sich nun seitlich neben die Wöchnerin. Legen Sie Ihre Hände neben den Nabel und wiegen Sie den Unterbauch so lange sanft hin und her, bis Sie das Gefühl bekommen, daß sich die Eingeweide gelockert haben und Sie sie leicht mit dem Bauchmuskel zusammen nach oben ziehen können.

Abbildung 11
Umfassen Sie nun den ganzen mittleren Bauchmuskel um den Bauchnabel herum und ziehen Sie ihn behutsam nach oben, während die Frau einatmet. Die Frau empfindet dieses Lockern der Eingeweide als sanft und wohltuend. Sobald die Ausatmung beginnt, lassen Sie Ihre Hände langsam los, und die Bauchdecke gleitet in ihre Ausgangslage zurück. Dabei atmen Sie aus.

Als Hebamme oder Freundin der jungen Mutter lassen Sie Ihre Hände einfach eine Zeitlang neben dem Nabel der Wöchnerin liegen und lassen so die Massage ruhig ausklingen. (Siehe Abbildung 10)

Es ist möglich, die Massage auf eine innigere Art zu beenden, die aber eben deswegen dem Vater des Kindes vorbehalten sein soll.

Wenn Sie der Mann oder Freund der Wöchnerin sind, beugen Sie sich langsam über den Bauch Ihrer Partnerin.

Abbildung 12

Um die Massage für die Eltern des Kindes zu einem Abschluß zu bringen, der einen Höhepunkt an Harmonie und Entspannung darstellt, braucht es Ihre gesammelte Aufmerksamkeit. Während der Massage haben Sie sich schon auf die Atmung Ihrer Frau eingestellt. Nachdem Sie die Bauchdecke losgelassen haben, atmen Sie noch einmal tief ein und beugen sich über den Bauchnabel, bis Sie ihn fast mit dem Mund berühren. Nun blasen Sie sanft Ihren Atem in den Nabel, indem Sie sich auf Ihre Herzensenergie konzentrieren und diese mit vollem Bewußtsein auf Ihre Frau übergehen kann.

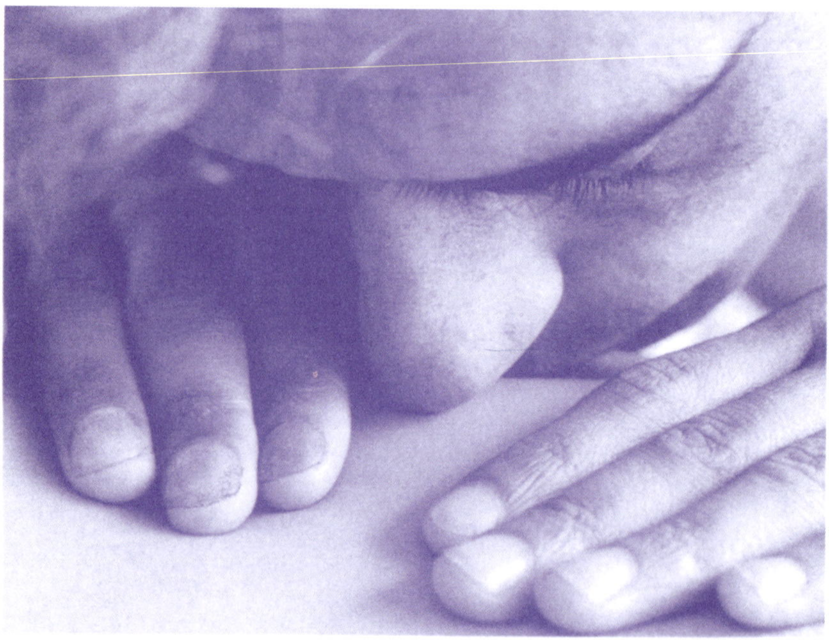

Fallbeschreibung

Bei einer Patientin hörte drei Tage nach der Geburt der Wochenbettfluß fast auf. Er war nur noch tropfenweise vorhanden. Sie litt unter Kopfschmerzen, allgemeinem Grippegefühl und war schlecht gelaunt. Weiterhin bekam sie einen Juckreiz am ganzen Körper. Ihr Befinden wurde von ihr sowie der ganzen Familie einfach hingenommen und als nachgeburtliche Beschwerden gewertet. Der Juckreiz deutete auf Vergiftungserscheinungen hin, die Patientin wurde zunehmend depressiv, und ihr gesundheitlicher Zustand war sehr bedenklich.

Als wir nun am sechsten Tag nach der Geburt die Patientin besuchten und sie massierten, wurde der Wochenbettfluß wieder angeregt. Schon während der Massage setzten die Blutungen aus der Gebärmutter wieder ein, wodurch ihre Beschwerden sichtlich gelindert wurden. Alle Vergiftungssymptome waren schon nach der einmaligen Massage völlig verschwunden.

Hebammenverbände

BDH Bund Deutscher Hebammen
Gartenstr. 26, 76133 Karlsruhe
Tel. 0721 / 981890, Fax 0721 / 9818920
e-Mail: info@bdh.de, Internet: bdh.de

BfHD Bund freiberuflicher Hebammen Deutschlands e.V.
Kasseler Str. 1a, 60486 Frankfurt
Tel. 069 / 79534971, Fax 069 / 79534972
e-Mail: Geschaeftsstelle@bfhd.de

Selbsthilfegruppen und Institutionen

AKIK Aktionskomitee «Kind im Krankenhaus» e.V.
Kirchstr. 34, 61440 Oberursel
Tel.06172 / 303600, Fax 06172 / 997936
e-Mail: info@akik-bundesverband.de

AKG Arbeitskreis Kunstfehler in der Geburtshilfe e.V.
Münsterstr. 261, 44145 Dortmund
Tel. 0231 / 525872, Fax 0231 / 526048
e-Mail: AKGeV@web.de

ABC-Club, Internationale Drillings & Mehrlings-Initiative e.V.
Bethlehemstr. 8, 30451 Hannover
Tel. 0511 / 2151945, Fax 0511 / 2101431
e-Mail: ABC-Club@t-online.de, Internet: www.abc-club.de

Arbeitskreis Neue Erziehung e.V.
Boppstr. 10, 10967 Berlin
Tel. 030 / 259006-0, Fax 030 / 25900650
e-Mail: ane@ane.de, Internet: www.ane.de

AFS Arbeitsgemeinschaft freier Stillgruppen (AFS)
Rüngsdorfer Str. 17, 53173 Bonn
Tel. 0228 / 3503871, Fax 0228 / 3503872
e-Mail: geschaeftsstelle@afs-stillen.de

Arbeitsgemeinschaft Spina bifida und Hydrocephalus e.V.
Münsterstr. 13D, 44145 Dortmund
Tel. 0231 / 861050-0, Fax 0231 / 861050-50
e-Mail: asbh@asbh.de, Internet: www.asbh.de

Bundesinteressengemeinschaft Geburtshilfegeschädigter e.V.
Nordsehler Str. 30, 31655 Stadthagen
Tel. 05721 / 72372, Fax 05721 / 81783

Beratungsstelle für Natürliche Geburt und Elternsein e.V.
Häberlstr. 17/Hof, 80337 München
Tel. 089 / 550 678-0, Fax 089 / 550678-78
e-Mail: info@natuerliche-geburt.de, Internet: www.natuerliche-geburt.de

Bundesarbeitsgemeinschaft «Hilfe für Behinderte» e.V.
Unter dem Dach der BAGH haben sich über 80 Behinderten
Selbsthilfegruppen zusammen geschlossen
Kirchfeldstr. 149, 40215 Düsseldorf
Tel. 0211 / 31006-0, Fax 0211 / 31006-48
e-Mail: info@bagh.de, Internet: www.bagh.de

Bundesverband Lebenshilfe für Menschen m. geistiger Behinderung e.V.
Raiffeisenstr. 18, 35043 Marburg
Tel. 06421 / 491-0, Fax 06421 / 491-167
e-Mail: bundesvereinigung@lebenshilfe.de, Internet: www.lebenshilfe.de

Bundesverband für Körper- und Mehrfachbehinderte e.V.
Brehmstr. 5-7, 40239 Düsseldorf
Tel. 0211 / 64004-0, Fax 0211 / 64004-20
e-Mail: info@bvkm.de, Internet: www.bvkm.de

Bund zur Förderung Sehbehinderter e.V.
Auf dem Feld 16, 48308 Senden
Tel. 02598 / 929399
e-Mail: angelika.hoehne@bfs-ev.de

Deutscher Blindenverband e.V.
Rungestr. 19, 10179 Berlin
Tel. 030 / 285387-0, Fax 030 / 285387-20
e-Mail: info@dbsv.org, Internet: www.dbsv.org

Deutsche Epilepsievereinigung e.V.
Zillestr. 102, 10585 Berlin
Tel. 030 / 3424414, Fax 030 / 3424466
e-Mail: info@epilepsie.sh

Deutsche Sektion der Int. Liga gegen Epilepsie
Herforder Str. 5-7, 33602 Bielefeld
Tel. 0521 / 124192, Fax 0521 / 124172
e-Mail: p.gehle@izepilepsie.de, Internet: www.ligaepilepsie.de

Hilfe für das anfallskranke Kind e.V.
Schwanenweg 20, 24105 Kiel
Tel. 0431 / 671248

Stiftung Michael für Epilepsie
Münzkamp 5, 22339 Hamburg
Tel. 040 / 5388540, Fax 040 / 5381559

Bundeszentrale für gesundheitliche Aufklärung
Ostmerheimer Str. 220, 51109 Köln
Tel. 0221 / 8992-257
e-Mail: poststelle@bzga.de

Bundesverband kleinwüchsiger Menschen und ihrer Familien e.V.
Hillmannplatz 6, 28195 Bremen
Tel. 0421 / 502122, Fax 0421 / 505752
e-Mail: info@bkmf.de, Internet: www.bkmf.de

Bundesverband Das frühgeborene Kind e.V.
Kurhessenstr. 5, 60431 Frankfurt/Main
Tel. 01805 / 875877, Fax 069 / 5870099599

GEPS Deutschland
Gesellschaft zur Erforschung des plötzlichen Säuglingstodes e. V.
Rheinstr. 26, 30519 Hannover
Tel. 0511 / 8386202, Fax 0511 / 8386202

Gesellschaft für Geburtsvorbereitung Bundesverband e.V.
Antwerpen Str. 43, 13353 Berlin
Tel. 030 / 45026920, Fax 030 / 45026921, e-Mail: gfg@gfg-bv.de

Geburtshaus für eine selbstbestimmte Geburt
Beratung und Koordination e.V.
Gardes-du-Corps-Str. 4, 14059 Berlin
Tel. 030 / 3223071, Fax 030 / 3255199
e-Mail: kontakt@berliner-geburtshaeuser.de

Geburtshäuser
Otto-Fricke-Str. 77, 61118 Bad Vilbel
Tel. 06101 / 825711, Fax 06101 / 813287
e-Mail: info@geburtshaus.de

Hilfe für das autistische Kind Bundesverband
Bebelallee 141, 22297 Hamburg
Tel. 040 / 5115604, Fax 040 / 5110813
e-Mail: Autismus-BV-HAK@t-online.de, Internet: www.autismus.de

Verwaiste Eltern Hamburg e.V.
Esplanade 15, 20354 Hamburg
Tel. 040 / 355056-44 -43, Fax 040 / 35718767
e-Mail: info@verwaiste-eltern.de

Geschäftsstelle der La Leche Liga Deutschland e.V.
Dannenkamp 25, 32479 Hille
Tel. 0571 / 48946, Fax 0571 / 4049480
e-Mail: beratung@lalecheliga.de, Internet: www.lalecheliga.de

La Leche Liga Schweiz
Postfach 197, 8053, Zürich
Tel. 0041 081 943 33 00, e-Mail: info@stillberatung.ch

Notmütterdienst e.V.
Sophienstr. 28, 60487 Frankfurt
Tel. 069 / 779081, Fax 069 / 779083
e-Mail: info@notmuetterdienst.org, Internet: www.notmuetterdienst.org

ProFamilia Bundesverband
Stresemannallee 3, 60596 Frankfurt
Tel. 069 / 639002
e-Mail: info@profamilia.de, Internet: www.profamilia.de

Schutzverband für Impfgeschädigte e.V.
Postfach 5228, 58829 Plettenberg
Tel. 02391 / 10626, Fax 02391 / 609366
e-Mail: SFI-EV@t-online.de

Verband alleinerziehender Mütter und Väter e.V.
Hasenheide 70, 10967 Berlin
Tel. 030 / 6959786, Fax 030 / 69597877
e-Mail: kontakt@vamv-bundesverband.de, Internet: www.vamv.de

Untersuchungsstelle des Landes Baden-Württemberg für angeborene Stoffwechselstörungen, Universitäts Kinderklinik PKU Labor
69120 Heidelberg
Internet: www.stoffwechsel.uni-hd.de

Deutsche Herzstiftung e.V.
Vogtstr. 50, 60322 Frankfurt
Tel. 069 / 955128-0, Fax 069 / 955128-313
e-Mail: info@herzstiftung.de

Kinderherzliga e.V. Berlin
Straße der Einheit 50, 16515 Oranienburg, Tel. 03301 / 209954, Fax 03301 / 209959
e-Mail: info@kinderherzliga.de, Internet: www.kinderherzliga.de

Eltern werden - Eltern sein e.V.
Gießerstr. 17, 45473 Mühlheim/Ruhr
Tel. 0208 / 75663, Fax 0208 / 7577097, Internet: www.ewes-ev.de

Bezugsquellennachweis

Brustpumpem

AMEDA AG (Handpumpe)
Münchner Str. 16, 85774 Unterföhring
Tel. 089 / 2060810, Fax 089 / 206081109
e-Mail: info@ameda.com
Schweiz: Bösch 106, CH 6331 Hühnenberg
Tel. 0041 (0)41 / 7855138, Fax 0041 (0)41 / 7855150

Ameda-Brustpumpe (elektrisch)
Ardomedical GmbH
Gewerbestr. 74, 82211 Hersching, Tel. 08152 / 7726, Fax 08152 / 79952
e-Mail: info@ardomedical.de, Internet: www.ardomedical.de

MEDELA-Brustpumpe
MEDELA AG, Medizintechnik
PF 140, CH 6340 BAAR
Niederlassung Deutschland, PF 1148, 85378 Eching
Tel. 089 / 3197590, Fax 089 / 31975999, e-Mail: info@medela.de

Stilleinlagen aus Seide und Wolle, Brustschilder

Belladonna Versandhandel für ökologische Produkte, Postfach 1255, 83202 Prien

Sonne, Mond & Sterne, Zentrum für Geburt und Elternschaft
Lerchenstr. 13, 75447 Diefenbach, Tel. 07043 / 5556, www.sophia-babyshop.de

Stillhilfen

Brusternährungssets und Brustschilder auch über La Leche Liga
Tel. 0571 / 48946, Fax 0571 / 4049480, Tel. (Schweiz) 0041 / 0819433300

B & W Naturpflege
Grenzweg 7, 42555 Velbert, Tel. 02052 / 95240, Internet: www.naturpflege.de

selbstgemacht mit Hilfe von Playtex-Flaschen
Playtex GmbH, 55232 Alzey oder im Handel

Avent
Milchflaschen, Brustpumpen, Stillcremes, Brustschalen, Nipletten für Hohlwarzen
Tel. 0800 / 1808174, Internet: www.avent.de

Schadstoffe in Schaffellen, Schnullern, Babytee und -säften

Im Öko-Test Heft 2/95 - Liste über schadstoffreie Babyfelle
Heft 3/95 - Bericht über 2-Mercaptobenzothiazol in Schnullern
Heft 4/95 - Babysäfte, Heft 9/94 - Babytee / Sonderheft Säugling - Kleinkind

Quellenverzeichnis

Burnett, J. Compton: *Zarte, zurückgebliebene, schwächliche und im Wachstum zurückgebliebene Kinder*, Verlag Müller & Steinicke, München 1993

Clarke, John Henry: *Der Neue Clarke*, Stefanovic-Verlag, Bielefeld, 1990

Conant, C.M.: *An Obstetric Mentor*, B. Jain Publishers, New Dehli 1984

Delarue, F. u. S.: *Impfen, der unglaubliche Irrtum*, Hirthammer-Verlag 1995

Fisher, Charles E.: A Hand-Book of the Diseases of Children and their Homoeopathic Treatment, M. Bhattacharyya & Co., Calcutta 1937

Guernsey, Henry N.: *The Application of the Principles of Homoeopathy and Practice to Obstetrics*, U. S. Dey, Calcutta 1972

Informationsschriften der Arbeitsgemeinschaft freier Stillgruppen (AFS) Bundesverband e.V., Postfach 311112 Karlsruhe

Hahnemann, Samuel: *Organon der Heilkunst*, Haug-Verlag, Heidelberg

Hering, Constantin: *Homöopathischer Hausarzt*, Haug-Verlag, Heidelberg

Jahr, G.H.G.: *The Homoeopathic Treatment of the Diseases of Females and Infants of the Breast*, 1855

Lockie/Geddes: *Frauenhandbuch der Homöopathie*, Sandmann-Verlag

Lothrop, Hanny: *Das Stillbuch*, Kösel-Verlag, München 1980

Luke Dr., B.S.: *When Baby Comes*, Swadheen Press, Berhampur

Kühne, Petra: *Säuglings-Ernährung*, Arbeitskreis für Ernährung, e.V. 1985

Mendelsohn, Dr. med Robert S.: *Wie Ihr Kind gesund aufwachsen kann, auch ohne Doktor!*, Verlag Mahajiva 1990

Müller Clotar: *Der homöopathische Haus- und Familienarzt*, Haug Verlag, Heidelberg 1985

Roy, Ravi und Lage-Roy, Carola: *Selbstheilung durch Homöopathie*, Droemer Knaur Verlag, München 1988, *Homöopathische Ratgeber: Nr. 3 Impfschäden, Nr. 4 Homöopathische Prophylaxe, Nr. 6 Schwangerschaft, Nr. 7 Geburt, Nr. 10 Kinderkrankheiten, Nr. 15 Impffolgen und ihre Behandlung*

Renzenbrink, Udo: *Die Sojabohne*, Arbeitskreis für Ernährungsforschung e.V. 1983

Verein zur Förderung von Früh- und Risikogeborenen „Das Frühchen" e.V.: *Es kam alles ganz anders, Bruchsal 1994*

zur Linden, W.: *Geburt und Kindheit*, Verlag Vittorio Klostermann

HOMÖOPATHISCHE RATGEBER

Ravi Roy und Carola Lage-Roy

Unser Bestseller

HR 1

REISEN, AUCH TROPENREISEN

Der Reiseratgeber wurde in seiner 10. Auflage stark erweitert und enthält nun neben der Prophylaxe auch die gründliche Behandlung vieler Krankheiten z.B. Malaria, Hepatitis, Typhus, Gelbfieber, Chagas, japanische Meningitis, Rocky Mountains Fieber u.v.a. sowie kleinere Übel. Die neuesten Erkenntnisse der Autoren sind integriert worden. Randspalten und zahlreiche Abbildungen machen diesen Ratgeber zu einem übersichtlichen und praktischen Begleiter.

- Als zusätzliche Lektüre eignet sich der Ratgeber bei Notfällen für den gesundheits- und umweltbewußten Reisenden.

Jetzt 144 Seiten *überarb. 12. Auflage 2003*

Der neue Reiseratgeber ist auch als E-Book (CD-ROM) erhältlich.

HR 2

NOTFÄLLE

Dieses Heft schildert die homöopathischen Möglichkeiten für eine schnelle und sanfte Erste Hilfe. Eine sehr effektive Behandlung von Verbrennungen 3. Grades als eine sanfte Alternative zu Hautverpflanzungen wird vorgestellt. Das Heft eignet sich durch seinen umfassenden Inhalt und sein handliches Format auch als idealer Begleiter zum Ratgeber Nr. 1 »Reisen«. Weiteres aus dem Inhalt: Operationsbegleitung, Wunden, Sportverletzungen, elektrischer Schlag, Atmungsnotfälle, Erfrierungen, Vergiftungen, Folgen von Sonne und Hitze, Insektenstiche, Zecken, Angina pectoris, Zeckenbißprophylaxe.

70 Seiten, Paperback *8. Auflage 2003*

HR 3

IMPFSCHÄDEN

Impfung stellt immer einen Anschlag auf das Immunsystem dar und kann zu schweren gesundheitlichen Schäden führen. Diese möglichen Impffolgen werden ausführlich u.a. von Dr. Buchwald geschildert und statistisch erfaßt. Aus homöopathischer Sicht wird aufgezeigt, wie sich die herkömmliche Impfung auf unseren Organismus auswirkt. Wir möchten vor allem Eltern darüber aufklären, was sie über die Impfung und ihre Kontraindikationen wissen sollten.

- *Weiteres aus dem Inhalt:*
  Impfungen können die homöopathische Behandlung blockieren, Impfblockaden, schwere Impfschäden (Dr. Buchwald), Risiken des Tine-Tests, Impfstoffzusätze und Impffolgen, Rechtshilfe

72 Seiten *7. Auflage 2005*

HR 4

HOMÖOPATHISCHE PROPHYLAXE

Das Thema Impfen und die Risiken werden uns immer bewußter. Viele Eltern möchten ihre Kinder nicht mehr dem hohen Risiko von Nebenwirkungen und dauerhaften Schädigungen aussetzen. Andererseits wollen sie ihre Kinder auch nicht ungeschützt lassen. Die Homöopathie bietet eine bewährte Alternative für einen sanften Schutz vor Kinderkrankheiten durch Nosoden, Hauptmittel und spezielle Epidemiemittel.

- *Weiteres aus dem Inhalt:*
  Tetanusschutz, Hintergründe zur Hib-Impfung, Appelle gegen die Impfpflicht, Impffragebogen, Folgen einer MMR-Impfung, Diphtherie-Antitoxine nach homöopath. Prophylaxe.

112 Seiten *um 74 Seiten erweiterte und überarbeitete 8. Auflage 2002*

Lage & Roy

HOMÖOPATHISCHE RATGEBER

Ravi Roy und Carola Lage-Roy

HR 5

ERKÄLTUNGS-KRANKHEITEN

Hier geht es um die Behandlung von Erkältungskrankheiten sowie der echten Grippe (Influenza), die einen wesentlich schwereren Krankheitsverlauf hat als eine normale Erkältung. Eine wichtige Voraussetzung liegt in der Stärkung des Immunsystems. Der homöopathische Schutz vor der Grippe und anderen Erkältungskrankheiten wird gezeigt. Ferner werden Ernährungs- und Verhaltensratschläge, die Rolle des heilsamen Fiebers, die sanfte und nebenwirkungsfreie Grippebehandlung sowie die Nachbehandlung in diesem Ratgeber erläutert.

- *Weiteres aus dem Inhalt:*
  Zungendiagnostik zur Mittelwahl, Wesen des tuberculinischen Miasmas, Risiken der Grippe-Schutzimpfung

144 Seiten — *überarbeitete und um 105 Seiten erweiterte 5. Auflage 2002*

HR 6

SCHWANGERSCHAFT

Durch die heutige Medizin fühlen sich Schwangere in zunehmendem Maße verunsichert. Gerade in der sanften und nebenwirkungsfreien Schwangerschaftsbehandlung liegt eine Domäne der Homöopathie. Es können eigene Schwächen bearbeitet werden, um dem Kind eine gesunde Basis für das Leben zu bieten. Die am häufigsten von Frauen gestellten Fragen werden beantwortet. Medikamente und ihre möglichen Folgen werden übersichtlich aufgeführt.

- *Weiteres aus dem Inhalt:*
  Häufige Schwangerschaftsbeschwerden wie Übelkeit und Durchfall, Risiken von Routineuntersuchungen, Ultraschall, Mikrowelle und Bildschirmarbeit, Fallbeschreibungen: Placenta praevia und Unterversorgung des Foetus, Ernährung

72 Seiten — *4. Auflage 2000*

HR 9

DAS BABY

Dieser Ratgeber wendet sich an alle, die der jungen Familie mit Rat und Tat zur Seite stehen möchten. Alle wichtigen Beschwerden und Krankheitszustände sind umfassend beschrieben.

Aus dem Inhalt: Rachitisprophylaxe, Gelbsucht, Erbrechen, Krämpfe, Schnupfen, Wundsein, Öleinreibung, Plötzlicher Kindstod.

112 Seiten — *1. Auflage 2004*

HR 10

KINDERKRANKHEITEN

Kinderkrankheiten dienen dazu, das Leben besser zu meistern und stärken das Selbstvertrauen. Dieser Ratgeber möchte Eltern und Therapeuten helfen, Kinderkrankheiten richtig zu verstehen und sie befähigen, den Heilungsprozeß mit homöopathischer Hilfe zu unterstützen. Empfehlenswert zu diesem Ratgeber ist die Broschüre Nr. 4 „Die homöopathische Prophylaxe".

- *Weiteres aus dem Inhalt:*
  Scharlach, Masern, Windpocken, Röteln, Mumps, Keuchhusten.

56 Seiten — *6. erweiterte Auflage 2000*

HR 11

ZÄHNE

Zahnverfall muß nicht sein! Dieser Ratgeber vermittelt Ihnen Informationen für die Gesunderhaltung Ihrer Zähne. Durch die ganzheitliche homöopathische Behandlung können Sie Karies und Zahnstein verhindern sowie Kieferfehlstellungen korrigieren. Schwerpunktmäßig wird die Kariesprophylaxe bei Kindern behandelt, außerdem die homöopathische Ausleitung von Amalgam, Palladium und Gold.

- *Weiteres aus dem Inhalt:*
  Fluorproblematik, Angst vor dem Zahnarzt, Begleittherapie bei chirurgischen Eingriffen, Ausleitung von Betäubungsmitteln, schmerzlindernde Mittel, Zahn- und Mundpflege, Schutz vor Röntgenstrahlen.

80 Seiten — *2. erweiterte Auflage 2001*

HOMÖOPATHISCHE RATGEBER

Ravi Roy und Carola Lage-Roy

HR 12

GRUNDLAGENWISSEN

„Similia similibus curantur" - „Ähnliches wird durch Ähnliches geheilt!" In diesem Band wird das Lebenswerk Samuel Hahnemanns gewürdigt und sein schwerer und fruchtbarer Weg vom unzufriedenen Schulmediziner zum Begründer der Homöopathie geschildert. Ferner wird eine Einführung in die Grundlagen der Homöopathie gegeben und auf die immer noch bestehenden Vorurteile ihr gegenüber detailliert eingegangen.

- *Weiteres aus dem Inhalt:*
  Lebensstationen Hahnemanns, die Ehe mit Melanie, berühmte Schüler, Anekdoten, eine homöopathische Kriminalgeschichte, Interview mit Hahnemann aus heutiger Sicht.

96 Seiten *4. erweiterte Auflage 1997*
(Vormaliger Titel „200 Jahre Homöopathie")

HR 13

RADIOAKTIVITÄT, OZON UND SONNE

Dieser Ratgeber, der nach Tschernobyl entstand, ist jetzt um zwanzig Seiten erweitert und aktualisiert worden. Er enthält neue Arzneimittelprüfungen über X-Ray (Röntgenstrahlen) und Plutonium sowie das ausführliche Arzneimittelbild von Radium bromatum, welches durch zahlreiche Fallbeispiele belegt wird. Angesichts der steigenden Ozonbelastung werden einige Mittel zum Schutz vor Sonne und Ozon aufgeführt.

- *Weiteres aus dem Inhalt:*
  Natürliche Dekontaminationsmethoden, Strahlenschäden nach Krebsbehandlung, radioaktive Belastung in Haus und Garten, Ernährung, Adressen von Meßstellen

72 Seiten *5. Auflage 1998*

HR 14

NEURODERMITIS

Die Neurodermitis hat sich in den letzten Jahren immer mehr verbreitet. Vor allem Kinder leiden oft sehr darunter. Die Homöopathie bietet Möglichkeiten, dieses als schwer heilbar geltende Leiden zu lindern und zu heilen. Auf den Einfluß von Impfungen, besonders der Polioimpfung, wird ausführlich eingegangen.

- *Weiteres aus dem Inhalt:*
  Allgemeine Maßnahmen und Tips, Zusätze in Lebensmitteln als Allergieauslöser, Interview: Homöopathie und klinische Ökologie, Erfahrungsberichte und Fallbeschreibungen

64 Seiten *5. Auflage 2002*

HR 15

IMPFFOLGEN UND BEHANDLUNG

Eine hochinteressante Lektüre für alle Menschen, welche die Polio- und Tetanusimpfung bekommen haben. Erstmals wird beschrieben, wie mit Hilfe der homöopathischen Nosoden-Therapie Rückschlüsse auf Impfauswirkungen auf den seelischen Bereich gezogen werden können. Viele Impfschäden werden als „leicht bezeichnet" und sind daher kaum zu beweisen. Hier werden Sie über die homöopathischen Möglichkeiten der Behandlung von Impfschäden informiert. Die Impfnosoden haben sich als wichtige Konstitutionsmittel herausgestellt.

- *Weiteres aus dem Inhalt:*
  Neue Arzneimittelprüfungen: Polio- und Tetanusnosode; Impfschäden wie z.B. Neurodermitis, Allergien, Autismus; BCG-Impfung

5. Auflage 2005

HR 16

MENSCH UND TIER

Dieses Buch über die homöopathische Behandlung von Hunden, Katzen und Pferden erfreut alle Tierfreunde. Die wichtigsten Katzen- und Hundekonstitutionstypen wurden herausgearbeitet. Die Möglichkeit einer tiereiweißarmen Ernährung wird erläutert. Ferner wird die Impffrage und Wurmtherapie aus einem anderem Blickwinkel gesehen. Über eine Begleittherapie bei Kastration und Sterilisation sowie über das Vermeiden von Verhaltensstörungen wird berichtet.

HOMÖOPATHISCHE RATGEBER

Ravi Roy und Carola Lage-Roy

- *Weiteres aus dem Inhalt:*
  Miasmatische Grundlagen des Fleischverzehrs. Qualzüchtung; Ungezieferbefall; Fallbeschreibungen; LM-Potenzen in der Konstitutionsbehandlung der Pferde; Tollwutprophylaxe.

160 Seiten *3. Auflage 2003*

HR 17 neu!

DAS WESEN DER MIASMEN

Die Ursache aller Krankheiten

In diesem Ratgeber werden die Grundursachen aller Krankehiten beschrieben, die Hahnemann „Miasmen" nannte. Er beschrieb drei Miasmen. Hier werden erstmalig noch vier weitere Miasmen von ihrem geistigen Hintergrund vorgestellt.

- *Weiteres aus dem Inhalt:*

Meditationsübungen und Affirmationen zur Auflösung der Miasmen

120 Seiten *1. Auflage 2001*

HR 18

VÖGEL, GEFLÜGEL UND ZIERVÖGEL

Dieses Heft beinhaltet nicht nur die wichtigsten Krankheiten der Vögel und ihre homöopathische Behandlung, sondern versucht auch, die Bedeutung der Vögel für uns Menschen neu zu beleuchten. Durch in der Regel 14maliges Impfen des Geflügels sind Fleisch und Eier hoch belastet. Die Auswirkungen auf den Verbrauer sind überhaupt nicht abzuschätzen. Aus diesem Grund werden nebenwirkungsfreie Alternativen zur herkömmlichen Krankheitsprophylaxe aufgezeigt.

- *Weiteres aus dem Inhalt:*
  Parasiten, Durchfall, Schnabelschwamm, Schnupfen, Allergien, Federrupfen, Seuchenprophylaxe auf Straußen- und Hühnerfarmen, spirituelle Erlebnisse mit Vögeln

79 Seiten *1. Auflage 1995*

HR 19

Schulschwierigkeiten

Dieser Ratgeber wendet sich insbesondere an Eltern, Lehrer und Erzieher. Er zeigt anhand zahlreicher Arzneimittelbilder und Fallbeschreibungen auf, wie Kindern das Lernen mit Hilfe der Homöopathie erleichtert werden kann.

Neu ist ein Symptomenregister, das die Mittelwahl erleichtert.

- *Weiteres aus dem Inhalt:*
  Konzentrationsschwierigkeiten, Angst oder Unlust vor der Schule, Probleme in der Pubertät, Depressionen, Rechtschreibschwäche, Prüfungsangst, Schwierigkeiten in Mathematik, Geschichten aus dem Schulalltag, Fallbeispiele.

120 Seiten *3. erweiterte Auflage 2003*

HR 20

AIDS

Nach über 10jährigen Recherchen endlich veröffentlicht! Dieses Thema dürfte jeden interessieren, der sich kritisch mit unserem herrschenden Gesundheitssystem auseinandersetzt. Hier werden die Dogmen über AIDS den Tatsachen gegenübergestellt sowie die echten Ursachen für ein geschwächtes Immunsystem und homöopathische Therapiemöglichkeiten aufgezeigt.

120 Seiten *1. Auflage 1999*

HR 22

ARZNEIMITTELWESEN

Eine ganz neue Sichtweise der homöopathischen Arzneimittellehre! Der Fall aus der Einheit in Getrenntheit und Krankheit in Form von spannenden archetypischen Erzählungen. Hier werden die Wesen der 10 wichtigsten homöopathischen Konstitutionsmittel genauso lebendig und einfühlsam wie in den Seminaren von Ravi Roy dargestellt. Die Symptomenkomplexe und Charakteristika sind übersichtlich enthalten.

160 Seiten *1. Auflage 1999*

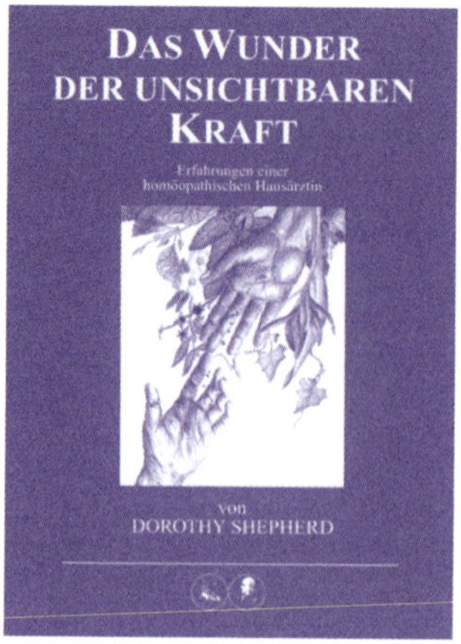

Das Wunder der unsichtbaren Kraft

Erfahrungen einer homöopathischen Hausärztin
von Dorothy Shepherd
1. Auflage 1995, 274 Seiten

Dr. Shepherd war eine Schülerin des hervorragenden Homöopathen Dr. J. T. Kent in Chicago und starb bereits 1952.
Ravi Roy: „Aus Dankbarkeit für das ungeheure Wissen, das ich von ihr erhalten habe, haben wir ihr Buch auf Deutsch herausgebracht."
Die erste deutsche Übersetzung macht deutlich, wie viele Wunder das richtige homöopathische Mittel im richtigen Moment erzielen kann. Dr. Shepherd teilt ihre Erfahrungen mit, welche die in der Homöopathie verborgene große Wahrheit veranschaulichen.
Es gibt kaum ein vergleichbares Werk, das sich gleichermaßen an Leser wendet, die noch nie etwas von Homöopathie gehört haben, wie auch an langjährige Therapeuten, die durch diese Lektüre wieder neu angeregt werden, auf dem homöopathischen Weg mit voller Begeisterung fortzufahren. Denn neben den unterhaltsamen Fallgeschichten liefert das Buch noch unendlich viel Detailwissen über die homöopathische Wirkungsweise und konkrete Angaben zur Mittelwahl mit den dazugehörigen Entscheidungshilfen zum Repertorisieren.

Biowaffen und Homöopathie

Schutz und Behandlung bei Milzbrand, Pocken, Cholera, Pest, Botulismus und Ebola
1. Auflage 2001, 198 Seiten, gebunden

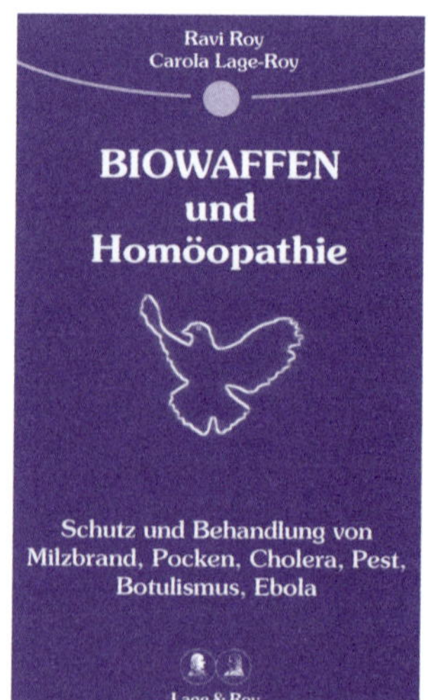

Wir haben für diese spannungsgeladene Zeit ein neues Buch über »Biowaffen und Homöopathie« geschrieben, das Ihnen Kraft und Mut verleihen möchte. Es beschäftigt sich mit den grundlegenden Gedanken zu Biowaffen und der **Stärkung des Immunsystems durch Organmittel**. Wegen der drohenden Pockenimpfung veröffentlichen wir erstmalig ganz neue Methoden zur Stärkung des Immunsystems und der Prophylaxe vor Seuchen durch die Homöopathie. In diesem Buch werden die Krankheiten, die als Biowaffen eingesetzt werden können, genau beschrieben und Möglichkeiten der homöopathischen Behandlung aufgezeigt.

Lage & Roy

Homöopathisches Prophylaxeprojekt!

Wenn Sie bei der Durchführung der homöopathischen Prophylaxe professionelle Hilfe benötigen, wenden Sie sich bitte an SURYA, den im Jahre 2001 gegründeten Verein zur Verbreitung der Homöopathie. Der Verein hat sich die Bekanntmachung, Erforschung und Weiterentwicklung der homöopathischen Prophylaxe zum Ziel gesetzt! Obwohl die homöopathische Prophylaxe seit 200 Jahren bekannt ist und sich bestens bewährt hat, ist ihr heute aufgrund der Übermacht der materialistischen Denkweise die Anerkennung wieder entzogen worden. Wir möchten ihr wieder den Platz verschaffen, der ihr gebührt.

Mit *Ihrer Mitgliedschaft und Ihrer Spende* können Sie einen entscheidenden Beitrag für die Gesundheit Aller leisten. Die Homöopathie schützt uns vor gefährlichen Krankheiten, indem sie unser Selbstheilungssystem aktiviert, statt es zu bekämpfen und frei von Nebenwirkungen ist. Vor jeder Prophylaxe wird der aktuelle und chronische Gesundheitszustand erfragt. Mögliche Kontraindikationen werden ausgeschlossen, um einen sicheren und nebenwirkungsfreien Schutz zu gewährleisten. Mit dieser Methode ist es möglich, neben der *Grippe* auch vor anderen schweren Krankheiten zu schützen, gegen die es keine Impfungen gibt, wie z.B. gegen *Erkältungskrankheiten, Scharlach, Borrelliose, Salmonellose* etc. Zeitpunkt und Art des Schutzes werden in einem Gesundheitspaß dokumentiert. Die Daten werden von uns ausgewertet. Bei Interesse an einem Schutz vor der Grippe, Kinder-, Tropen- oder berufsbedingten Infektionskrankheiten wenden Sie sich bitte an:

SURYA

Verein zur Verbreitung der Homöopathie e.V., Burgstraße 8, D-82418 Murnau bei Hagen, Tel.: 08841/4455, Fax 4298

Mitglieder des Vereins können die Seminare von Ravi Roy und Carola Lage-Roy zu einem ermäßigten Preis (6% Vergünstigung) besuchen.

SURYA **Zeitschrift für Homöopathie, Gesundheit und Heilen**
erscheint zweimal jährlich!
Für *SURYA*-Mitglieder kostenlos.
Fordern Sie bitte Informationsmaterial an!

Lage & Roy